Diffusion Rosicrucienne
Château d'Omonville
27110 Le Tremblay
France

Collection Université Rose-Croix Internationale

Cet ouvrage est publié par la Diffusion Rosicrucienne et sous l'égide de l'Université Rose-Croix Internationale, qui fut créée au tout début du vingtième siècle par les responsables de l'Ancien et Mystique Ordre de la Rose-Croix. Composée essentiellement de Rosicruciens, cette Université, connue dans le monde sous le sigle U.R.C.I., sert de cadre à des recherches effectuées dans des domaines aussi divers que l'astronomie, l'écologie, l'égyptologie, l'informatique, la médecine, la musique, la philosophie, la psychologie, les sciences physiques et les traditions ésotériques.

En principe, les résultats des travaux entrepris par les membres de l'U.R.C.I. sont réservés aux Rosicruciens et leur sont communiqués par écrit, au moyen de fascicules rédigés dans ce but. Mais, conscients de l'intérêt que ces travaux peuvent susciter auprès des personnes intéressées par la culture spiritualiste, les responsables actuels de l'A.M.O.R.C. ont décidé de les ouvrir en partie au public, notamment par le biais de séminaires, de conférences et de livres tels que celui-ci.

Les ouvrages publiés sous l'égide de l'U.R.C.I. n'ont pas pour but d'exposer ce que l'A.M.O.R.C. enseigne précisément sur les thèmes concernés, car un tel enseignement ne peut être reçu que dans le cadre interne et exclusif de l'Ordre. Il est plutôt de présenter une vision spiritualiste des sujets traités, cette vision étant nécessairement empreinte de la philosophie rosicrucienne. La lecture de ces ouvrages donne donc accès à une connaissance à la fois culturelle et spirituelle, cette connaissance étant en elle-même un reflet de la Tradition Rose-Croix.

Si vous souhaitez obtenir des informations plus précises sur l'U.R.C.I. ou l'A.M.O.R.C., vous pouvez écrire à l'adresse suivante :

Château d'Omonville
27110 Le Tremblay
France

PROPRIÉTÉS PHYSIQUES ET PSYCHIQUES DES HUILES ESSENTIELLES

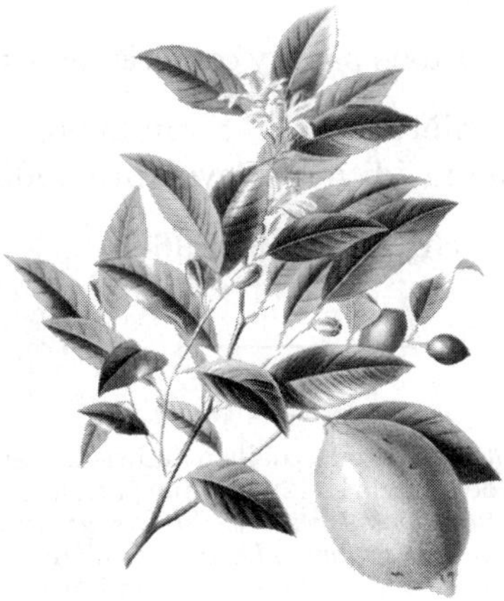

Dr Paul Dupont

Ancien Chef de clinique et
Assistant des hôpitaux en nutrition

Édité en langue française par :

DIFFUSION ROSICRUCIENNE
Château d'Omonville
27110 Le Tremblay
France

ISSN 1279-9467

Première édition : juin 2000
Deuxième édition : novembre 2000

ISBN 2-908534-96-7

Imprimé en France sur les presses de :

Diffusion Rosicrucienne
Château d'Omonville
27110 Le Tremblay

Dépôt légal : juin 2000

Introduction

Les huiles essentielles ont été utilisées depuis l'Antiquité. On ne peut dire exactement à quelle époque on eut l'idée d'extraire les premiers parfums de la nature. Au départ, il s'agissait certainement de macérations de fleurs, de résines ou de bois odorants, puis de macérations huileuses, d'onguents de fleurs ou de zestes séchés. Tous ces arômes étaient largement utilisés dans la vie quotidienne. C'est certainement en ancienne Égypte que les huiles essentielles furent employées pour la première fois. Dans les temples, les prêtres brûlaient des gommes parfumées telles que la Casse, le Cèdre, l'Encens, la Myrrhe et le Térébinthe, car ils avaient remarqué que ces parfums créaient des conditions propices aux recherches mystiques et à l'union avec Dieu. Ces gommes purifiaient l'atmosphère, et, selon le moment de la journée, les prêtres utilisaient les unes ou les autres de ces essences. Les mêmes substances, associées à diverses résines aromatiques, servaient à l'embaumement des momies. Plus tard, au Moyen Âge, on utilisera même de la poudre de momie pour certaines préparations curatives dont les vertus étaient certainement antiseptiques.

Il existait aussi en ancienne Égypte des écoles secrètes, des écoles de mystères dans lesquelles étaient étudiés les mystères de la vie. C'est là certainement que diverses formules furent élaborées pour leurs propriétés physiques et psychiques. Ces préparations étaient destinées à compléter les soins pratiqués dans ces lieux de guérison au moyen de techniques telles que la thérapie magnétique, l'intonation de certains sons et la guérison à distance. À cette époque, la médecine était avant tout une philosophie, une éthique et une initiation dont seul Dieu, qui réside dans le cœur de chaque être, fut l'initiateur. Ainsi en fut-il certainement de l'usage des premières huiles essentielles naturelles et végétales.

Il est difficile de dire qui a eu pour la première fois l'idée de distiller des plantes aromatiques. Toujours est-il que ce sont surtout les Grecs et les Romains qui en répandirent l'utilisation. Les étudiants en médecine de l'école d'Hippocrate passaient par une longue initiation pendant laquelle on éprouvait leurs vertus spirituelles ; le serment qui porte le nom de «serment d'Hippocrate» n'en était qu'un des aspects. Ce n'était qu'après ces préparations mystiques que leur était révélé l'usage des plantes, et notamment celui des huiles essentielles. Il en était de même pour les médecins arabes du Moyen Âge qui possédaient une connaissance très poussée des huiles obtenues par distillation.

Aujourd'hui, ces connaissances ne se sont pas perdues et elles ont toujours leur place dans l'art médical, et peut-être l'auront-elles même de plus en plus, ne serait-ce qu'en raison de l'augmentation croissante des résistances des germes aux antibiotiques et de la multiplication des maladies virales. On assiste même à un retour en force des médecines naturelles, notamment de la phytothérapie et de l'aromathérapie. On ne peut opposer à ces médecines toutes les critiques formulées à l'égard de l'homéopathie, car les molécules des plantes sont aussi efficaces que les produits chimiques. Encore faut-il les connaître pour en parler, et ceux qui en rient le font souvent par ignorance, car s'ils les connaissaient, ils ne se comporteraient pas ainsi.

Ce livre se place donc dans ce contexte historique. Son objectif n'est pas de révéler les secrets des Anciens, et encore moins de donner des formules de soin avec les huiles essentielles. Son but est seulement d'informer que ces huiles existent, qu'elles ont des propriétés avérées, mais aussi qu'elles peuvent être dangereuses pour qui ignore comment les utiliser. C'est pour cette raison qu'il est recommandé, pour chaque huile essentielle, de prendre l'avis des médecins et des pharmaciens, qui en principe devraient connaître parfaitement l'usage de ces produits végétaux. On peut seulement regretter que les médecins ne reçoivent pas de cours complets sur l'aromathérapie (médecine par les huiles essentielles), comme si ce savoir millénaire s'était perdu. Quoi qu'il en soit, ce livre pourra peut-être servir d'entrée en matière pour tous ceux que la médecine et la pharmacie intéressent. Cependant, il est élargi à des usages moins médicaux, et a été volontairement rendu accessible à tous. Comme il faut toujours savoir ce que l'on a et ce que l'on soigne, et que le premier objet de la médecine est d'établir un diagnostic et de conseiller les soins les mieux adaptés à chacun ; comme, de plus, il est aussi du devoir du médecin d'éviter que les patients ne se nuisent à eux-mêmes – comme le lecteur le verra dans le texte – il est bien précisé de s'abstenir d'utiliser les huiles essentielles pour des soins sans en référer à un médecin. Il y a d'ailleurs de nombreuses contre-indications à leur emploi et il faut être prudent dans les modalités d'utilisation de ces huiles.

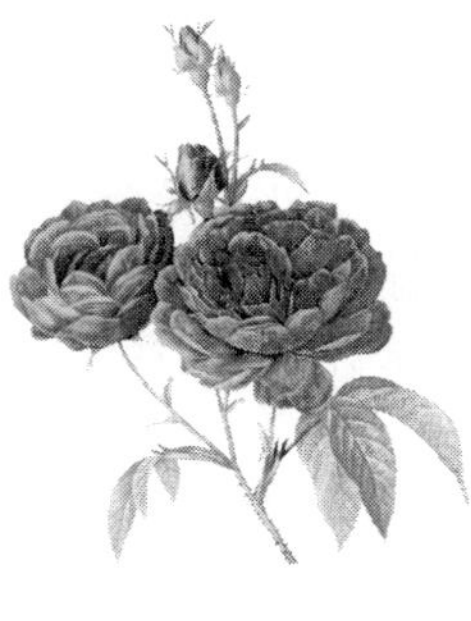

PROPRIÉTÉS
PHYSIQUES ET PSYCHIQUES
DES HUILES ESSENTIELLES

PRÉSENTATION

DES

HUILES ESSENTIELLES

Nature des huiles essentielles

Les huiles essentielles sont des substances odoriférantes volatiles complexes fabriquées par les plantes. Elles se concentrent dans des poches de sécrétion situées sur les feuilles, ou bien on les retrouve dans les tiges, les fruits ou les fleurs. Parfois, on les extrait des racines ou des rhizomes. Parfois encore, on les obtient à partir des gommes qui s'écoulent du tronc des arbres.

Leur extraction nécessite en général la distillation. Les huiles sont entraînées par la vapeur d'eau, ce qui permet de les récupérer et de les concentrer. Celles qui sont concentrées dans les gommes ou les résines végétales qui coagulent à l'air, tels par exemple l'Encens et la Myrrhe, nécessitent des procédés un peu différents. L'art de l'extraction est une véritable alchimie ; celle-ci dépend à la fois du temps et de la température de distillation, de la qualité distillée qu'il faut précieusement récupérer. Par exemple, c'est la première essence qui sort de l'alambic qui paraît la meilleure, mais on a toujours tendance à vouloir en récupérer davantage, et de ce fait, l'huile essentielle est un peu moins bonne. On peut aussi extraire l'huile essentielle par simple expression, comme c'est le cas pour les huiles essentielles des zestes d'écorces d'Oranges ou de Citrons. Les Anciens les préparaient aussi par macération des fleurs dans de l'huile, ce que l'on appelait les huiles fixes parfumées ou concrètes.

On ne sait pas exactement ce que représentent les huiles essentielles pour le règne végétal. Certains pensent qu'il s'agit d'hormones végétales, d'autres disent que les huiles essentielles sont des messagers entre les insectes et les plantes. Toujours est-il que les plantes les utilisent aussi pour se protéger contre les virus et toutes sortes de parasites et de microbes. C'est cette vertu antiseptique, antibactérienne et antivirale qui constitue actuellement l'un des principaux axes de recherche en aromathérapie. Il faut cependant savoir que dans une même plante, selon la période de l'année, selon la nature du sol, l'humidité de l'air et le degré d'évaporation en cas de chaleur, les molécules de l'huile essentielle seront différentes. Ainsi, pendant la croissance de la plante, en fonction de son âge et de son degré de chaleur, on trouve les substances les plus subtiles qui agissent chez l'être humain, principalement au niveau du psychisme et sur les fonctions neurovégétatives. Ces substances sont notamment les alcools, comme le linalol, l'eugénol, le lavandulol, le thymol, etc., puis, lorsque l'atmosphère est chaude et sèche, on trouve des esters qui luttent contre l'oxydation. Enfin, quand la plante commence à se déshydrater, les terpènes apparaissent ; ce sont des substances plus antiseptiques, comme les pinènes et les camphènes. Les Labiées, qui sont les plus antivirales et antiseptiques, doivent donc être ramassées en période de fort ensoleillement, comme c'est le cas au moment de la Saint-Jean.

D'un point de vue traditionnel, on considère que l'huile essentielle, par son pouvoir attractif sur l'eau, produit une ambiance propice à la protection des végétaux ; elle les entoure d'une véritable "aura" composée de vapeur d'eau et d'arôme. On peut établir un parallèle entre cette protection physiologique du monde végétal et l'action des huiles essentielles sur le psychisme humain. On peut parler de «protection psychique» engendrée par les essences. Sur le plan psychique, on ne peut en effet nier qu'il existe un lien étroit entre les sentiments et les parfums, entre les sentiments et les sons, tout comme entre les sentiments et les couleurs. C'est cette capacité de créer des conditions sensibles dans notre être qui produit les propriétés psychiques des huiles essentielles. Elles peuvent réveiller des sentiments oubliés et créer alors des modifications de l'humeur, provoquant ainsi un afflux de pensées positives et curatives.

Intérêt des huiles essentielles

Au cours de ce chapitre, nous verrons que les huiles essentielles possèdent des propriétés physiques et psychiques.

Propriétés physiques

Actuellement, l'utilisation des huiles essentielles se généralise en médecine en raison de leurs vertus antiseptiques, mais aussi de l'activité pharmacologique démontrée de leurs différents constituants moléculaires. Il faut savoir en effet qu'une huile essentielle est constituée de nombreux principes actifs. Il est d'ailleurs intéressant de noter que dans des plantes très éloignées, tant par la géographie que par la botanique, on peut retrouver les mêmes substances, ce qui prouve encore l'unité du vivant. Quoi qu'il en soit, cette variété de molécules biochimiques explique pourquoi chaque essence présente un effet particulier, mais aussi des propriétés communes. Par exemple le salicylate rencontré dans certaines huiles est anti-inflammatoire, les coumarines sont des fluidifiants sanguins, les dérivés citronnés que l'on retrouve par exemple dans la Citronnelle, la Mélisse citronnée, la Verveine citronnée ou l'Eucalyptus citronné, tous riches en acide citronnellique, sont à la fois anti-inflammatoires et stimulants des cellules du foie. Les esters d'acides sont de puissants antispasmodiques, d'autant plus actifs que la chaîne de leur carbone est longue, comme c'est le cas de l'Estragon, qui est un puissant antispasmodique digestif. On pourrait citer de nombreux exemples de l'activité des molécules végétales. Elles sont de toute façon aussi efficaces que des molécules chimiques de synthèse et leur action est tout aussi rapide.

Outre l'activité médicinale, les huiles essentielles sont utilisées en cosmétologie, et bien sûr pour fabriquer des parfums naturels. En fait, on associe souvent les odeurs des plantes à la pureté – surtout si elles rappellent des fleurs – à la force végétale et au caractère sain de la nature. Cependant, il faut bien savoir que, simplement pour des raisons mercantiles, de plus en plus d'arômes synthétiques sont créés artificiellement à partir de déchets organiques, c'est-à-dire à partir du pétrole et de ses dérivés. Ces substances ne rappellent plus la vie, mais la mort. Elles n'ont plus rien de vivant, elles sont vides de leur énergie et polluent la nature dans laquelle elles n'ont d'ailleurs pas leur place. Surtout, et c'est ce qui est plus grave, elles faussent le sens de l'olfaction, entraînant une méprise des sens qui peut se révéler préjudiciable, car source d'alliesthésie (l'alliesthésie est une sorte d'endormissement du sens de l'olfaction par saturation). Ainsi, les molécules les plus subtiles de la nature ne nous affectent pas autant qu'elles le devraient, car nous sommes trop habitués à des arômes lourds, car synthétiques.

À ce sujet, on peut donner l'exemple de l'intérêt des arômes dans l'alimentation. Leur rôle est d'éveiller par voie réflexe neurovégétative les sécrétions des glandes digestives. On peut se demander quelles sécrétions digestives aura un enfant qui a perdu le goût de la fraise naturelle à force d'absorber une alimentation volontairement saturée en “yaourt à la fraise synthétique”.

Les huiles essentielles ont pourtant bien leur place dans l'alimentation, mais alors il ne s'agit pas de produits chimiques de synthèse, et leur utilisation ne consiste pas à surcharger les aliments par des arômes douteux. Leur seul intérêt est plutôt de favoriser l'assimilation des aliments grâce aux vertus digestives, stomachiques et carminatives d'un grand nombre d'huiles essentielles.

En résumé, c'est en raison de ces multiples vertus que l'on considère que les huiles essentielles sont médicinales, cosmétiques et alimentaires, et comme une même huile essentielle est parfois tout à la fois, il est difficile de les classer par catégories. Il est en effet impossible de réserver, par exemple, le Thym à la médecine, sachant qu'il est utilisable en cuisine. Cependant, comme cela sera expliqué plus loin dans ce livre, toute huile essentielle, étant un concentré de principes actifs, peut se révéler potentiellement toxique si on se trompe dans les doses. C'est pour cela qu'il faut une éducation du public dans ce domaine.

Propriétés psychiques

Les huiles essentielles ont aussi des propriétés psychiques. Les Anciens leur attribuaient le pouvoir d'éveiller des facultés psychiques latentes, c'est-à-dire les vertus de notre âme. Ils considéraient que ces parfums, naturels parce qu'issus de la pureté de l'âme des végétaux, aidaient à purifier l'âme humaine. Ainsi prit naissance l'utilisation des essences dans les rituels des principaux mystères de l'Antiquité, puis par extension, dans les diverses religions.

D'un point de vue plus physiologique, on peut reconnaître que les huiles essentielles peuvent éveiller en nous des sensations émotionnelles par l'intermédiaire du sens de l'olfaction. Par ce biais, elles peuvent aider au bien-être. Comme cela est expliqué dans le livre sur les glandes endocrines*, il existe un lien entre nos pensées, nos émotions et notre santé. Les huiles essentielles, en agissant sur les sécrétions internes, modifient même le caractère. En fait, il faut bien comprendre que les huiles essentielles affectent le système nerveux sympathique. Elles agissent sur ses plexus et sur les sécrétions des glandes endocrines. C'est ainsi qu'elles luttent contre les stress. Elle ont aussi une action sur le système nerveux central, et c'est certainement par cet intermédiaire qu'elles provoquent des modifications de notre état mental et émotionnel.

Enfin, il est possible d'envisager que les huiles essentielles, par les substances qu'elles renferment, puissent se comporter soit comme des hormones, soit comme des médiateurs du système nerveux. Les effets que l'on ressent après les avoir inhalées ou absorbées peuvent donc être aussi de nature tout à fait physicochimique. Cela n'enlève rien aux connaissances des Anciens ; au contraire, cela les confirme par la preuve scientifique. Très récemment, des chercheurs ont découvert que notre sens olfactif possédait un lien direct avec l'hypothalamus. Par ailleurs, le sens olfactif est très lié aux sécrétions endocriniennes. Des études ont ainsi montré que le simple fait de respirer certaines odeurs, même parfois à notre insu, suffisait à entraîner des modifications des sécrétions hormonales. On a employé le terme de «phéromones» pour qualifier ces substances odorantes capables d'induire une réaction hypothalamique par l'intermédiaire du centre

* N.D.É : Voir l'ouvrage de Paul Dupont, «*Les glandes endocrines et notre santé*», Diffusion Rosicrucienne, Le Tremblay, 1997.

nerveux olfactif. Ces études ont été concluantes à la fois chez les insectes, les animaux et chez l'être humain. Les odeurs au sein d'une espèce permettraient d'échanger des émotions et d'induire des comportements. Pour l'instant, ces études n'ont concerné que les odeurs émises par les individus, cependant, tout reste à faire en ce qui concerne les huiles essentielles. Sans nul doute, par le biais de la seule respiration d'une huile essentielle, il est possible de produire des modifications hormonales. Des études mériteraient de prouver cela, comme par exemple l'influence de la Sauge sclarée sur les sécrétions des ovaires, ou celle de la Verveine citronnée sur la thyroïde. Si l'on arrive à prouver que les huiles essentielles modifient les sécrétions hormonales, et si l'on accepte l'idée que les sécrétions hormonales peuvent modifier notre caractère, alors on peut penser que les huiles essentielles ont bien un effet psychique sur l'être humain.

Dans certains traités anciens, telle huile essentielle est décrite comme étant capable de rendre gaie, telle autre comme étant apaisante, telle autre encore comme agissant contre la neurasthénie. Il est incontestable que les huiles essentielles produisent un effet émotionnel. Ceci se comprend lorsqu'on sait que la zone de l'olfaction n'est séparée de l'hypothalamus, qui est le grand centre des émotions, que par une simple lame osseuse. Il est d'ailleurs très difficile de séparer les cellules olfactives des cellules hypothalamiques. Comme les odeurs agissent sur l'hypothalamus, une très grande partie de leur action est plus émotionnelle et psychique, que physique ou mentale. De même, comme l'hypothalamus commande la vie végétative et organise les fonctions endocriniennes avec l'aide de l'hypophyse, les huiles essentielles ont un effet au carrefour du mental, de l'émotionnel, et de la santé psychique et physique. C'est pour cette raison que nous vous proposerons pour chaque huile essentielle un chapitre sur les propriétés psychiques.

Il faut savoir que ce sujet n'est pas limitatif et que l'expérience personnelle dans ce domaine est très utile. On s'aperçoit avec l'usage que telle ou telle essence présente des affinités avec la personnalité de chacun, tout comme les parfums en général ; ainsi telle huile essentielle procurera de la joie aux uns et sera neutre pour les autres. De même, selon l'état dans lequel on se trouve, certaines auront le pouvoir d'élever l'âme et d'éveiller des aspirations spirituelles, mais c'est parce qu'à ce moment-là on est soi-même prêt à s'harmoniser avec ce qu'il y a de plus pur en nous, alors que dans d'autres circonstances la même huile essentielle n'aura que des effets spirituels mineurs.

Cependant, les Anciens avaient remarqué que pour chaque odeur, nous mémorisons tout un contexte émotionnel. Ainsi, le rappel d'une odeur peut réveiller toutes les sensations antérieures qui lui sont rattachées. Si, par exemple, vous attribuez à l'odeur de la Rose un sentiment d'élévation, de réalisation, de force spirituelle, et si vous avez fait précédemment l'expérience intime de cette élévation, de cette communion avec le Cosmique, si vous avez un jour perçu que l'odeur de la Rose pouvait vous harmoniser avec certaines forces puissantes de la nature et du Cosmique, il est certain que le simple fait de respirer cette huile essentielle à n'importe quel moment, même dans la tristesse, le découragement, même si vous êtes sous l'emprise de soucis matériels, créera immédiatement toutes les conditions qui sont rattachées dans votre être à l'odeur de la Rose. Cela dépend en partie de notre réalisation intérieure et de notre désir de nous améliorer, mais il y a là une loi métaphysique et psychique très intéressante. Ceci peut se révéler utile dans la maladie : souvent on peut manquer de confiance et douter de la guérison. Alors, soit on se laisse aller, soit on essaie de trouver au plus profond de soi les forces nécessaires au rétablissement. C'est dans ce contexte que les huiles essentielles peuvent aider, simplement parce qu'elles peuvent rappeler des émotions fortes constructives qui redonnent du courage, de l'énergie, et cela aide à guérir. Ceci est valable même parfois sans que l'on s'en rende compte, car la charge émotionnelle induite par les molécules des arômes est parfois totalement inconnue du mental. Pourtant, nous avons tous en chacun de nous une parcelle de conscience de l'Âme Divine. Celle-ci, qui connaît tout dans la nature, se trouve parfois éveillée par le simple rappel qui lui est fait, alors que nous sommes en train de respirer un parfum naturel composé d'huiles essentielles. Les impressions que l'âme peut générer en nous lorsqu'elle se trouve ainsi éveillée peuvent nous faire prendre des résolutions ; il doit alors s'ensuivre des changements profonds d'habitude, de comportement, voire même de caractère et d'attitude, et dans ce cas, le processus de guérison peut s'opérer.

Il y a un autre point intéressant à noter : les parfums des huiles essentielles peuvent faire naître en nous la réminiscence d'expériences passées de nature psychique et spirituelle, ou tout simplement émotionnelle. Grâce à certains parfums, il est possible de recréer des sentiments de joie, de paix, d'amour ou d'élévation par le seul fait de respirer une huile essentielle que nous avons un jour associée dans notre cœur ou notre esprit à une situation agréable. La mémoire émotionnelle est ainsi réactivée.

L'objectif qui est ainsi recherché par l'utilisation d'huiles essentielles et de parfums qui peuvent être créés en les associant, n'est pas bien sûr de développer des facultés latentes psychiques, ou encore moins des pouvoirs, comme certains charlatants – souvent les adeptes du New Age – le prétendent. Le fait de respirer une huile essentielle ne suffit pas à nous faire évoluer, car c'est notre âme seule qui peut induire dans notre conscience de telles influences subconscientes de nature spirituelle. Cependant, comme c'est souvent le cas, notre âme se sert de supports objectifs, comme des sensations visuelles, auditives et parfois olfactives, pour communiquer avec notre moi objectif. De telles sensations sont mises en mémoire et associées à la vertu correspondante que l'âme cherche à manifester. L'huile essentielle provoque un déclic qui favorise la manifestation de sentiments profonds enfouis dans notre être. Le but, encore une fois, n'est pas d'acquérir des pouvoirs, mais plutôt de communier avec notre âme et de lui permettre de s'unir à Dieu grâce aux admirables sensations émotionnelles et psychiques que les senteurs des huiles essentielles éveillent en nous. En fait, de telles émotions sont curatives, redonnent du courage et des sensations positives dont tout l'être physique bénéficie.

Dénomination des huiles essentielles

Une huile essentielle est connue de deux manières : par son nom commun, qui a un rapport avec le nom vernaculaire de la plante dont elle est extraite ; mais ceci n'est pas suffisant. De ce fait, il est indispensable d'ajouter la dénomination botanique. Celle-ci est exprimée en latin et caractérise avec précision le type de plante, ainsi que son origine ; c'est sa carte de visite. Parfois même, il faut ajouter l'origine géographique. En effet, au sein d'une même espèce, il y a de nombreuses variétés de plantes émettant chacune des huiles essentielles aux vertus différentes. Par exemple, au sein de la famille des Eucalyptus, on trouve *Eucalyptus citriodora*, *Eucalyptus dives*, *Eucalyptus globulus*, *Eucalyptus radiata*, et chacun possède une odeur et des vertus différentes. En général, quand la détermination botanique n'est pas mentionnée, c'est qu'il s'agit de la variété la plus commune, en l'occurrence dans cet exemple : *Eucalyptus globulus*.

L'utilisation de la dénomination botanique est un gage de sécurité. Elle correspond au typage biochimique de l'huile essentielle, encore dénommé «chémotype». Ce terme barbare définit l'huile essentielle ; c'est comme une empreinte digitale. Le chémotype est exprimé par une courbe obtenue par chromatographie : on analyse les substances chimiques naturelles contenues dans l'huile essentielle en faisant migrer ses molécules plus ou moins lourdes dans une résine, puis on fait une carte sur laquelle des courbes apparaissent. Chaque pic correspond à l'une de ses molécules. Bien sûr, on ne connaît pas toutes les molécules d'une même huile essentielle, mais les plus connues sont repérées, et d'ailleurs leur présence dans plusieurs variétés d'huiles essentielles montre l'unité et l'universalité du monde végétal.

Qualité des huiles essentielles

On doit absolument exiger un critère de qualité des huiles essentielles. Pour ce faire, il faut séparer le vrai du faux. Les huiles essentielles, comme nous l'avons vu, sont fabriquées par les plantes, et cela n'a rien à voir avec tous les arômes dits de synthèse. La loi de notre pays n'autorise pas à remplacer les huiles essentielles par leur analogue artificiel. Pourtant, il est aujourd'hui possible de fabriquer artificiellement des substances ressemblant aux huiles essentielles naturelles, et certains n'hésitent pas à faire croire qu'il s'agit de la même chose, simplement parce que ces essences synthétiques ont une action sur notre odorat au point de tromper celui-ci. Mais ces essences artificielles n'ont rien de commun avec les huiles essentielles. On leur donne le nom d'essences ou de parfums artificiels. Ils sont souvent toxiques, allergisants, irritants et nocifs pour notre corps. Les nombreuses allergies alimentaires ou cutanées sont plus souvent secondaires à ces substances dangereuses qu'aux aliments eux-mêmes. Il faut bien comprendre que, tout comme c'est le cas pour les vitamines de synthèse ou pour les oligo-éléments chimiques, ces "faux arômes" ne contiennent pas l'énergie subtile que les plantes incorporent dans les molécules qu'elles fabriquent.

Il faut savoir qu'il existe aujourd'hui dans le commerce de nombreuses "fausses" huiles essentielles : fausses parce que ce ne sont pas des huiles essentielles naturelles, fausses parce qu'elles sont frelatées par des molécules de synthèse, ou parce que ce sont des mélanges – comme c'est le cas pour la Rose – d'huiles coupées avec des huiles essentielles moins onéreuses.

Pour qu'une huile essentielle puisse être considérée comme telle, elle doit avoir été extraite par la vapeur d'eau, et non par des solvants organiques ou chimiques, et surtout pas par des dérivés du pétrole, sinon elle serait hautement toxique. Elle ne doit pas avoir été mélangée avec d'autres huiles, et seule la partie première extractive sortant de l'alambic doit être utilisée. C'est ce que l'on obtient en général au début de la distillation qui est la partie la plus pure, la plus subtile, mais aussi bien sûr la plus rare, et donc la plus chère. Enfin, une véritable huile essentielle ne doit contenir ni colorant, ni conservateur, ni produit chimique. Enfin, pour qu'elle soit protégée de l'oxydation, elle doit être contenue dans des flacons de verre opaque, hermétiques.

Il faut utiliser les huiles essentielles avec prudence. Lorsque le flacon qui les contient est ouvert trop souvent, elles ne se conservent pas longtemps. Il ne faut donc jamais utiliser une vieille huile essentielle gardée dans un tiroir. En effet, le contact répété avec l'air produit une oxydation rapide qui la rend irritante.

Comment utiliser les huiles essentielles

Par voie interne

En principe, la prise orale des huiles essentielles est médicinale, mais plusieurs d'entre elles sont utilisées comme arômes alimentaires. On peut parfaitement prendre les huiles par voie buccale, mais dans ce cas, on doit se référer aux contre-indications d'un tel emploi, notamment chez le nouveau-né et lors de la grossesse. Ceci est expliqué au chapitre «Précautions d'emploi» (voir aussi pour chaque huile essentielle au chapitre «Toxicité», ainsi qu'à la fin du livre au chapitre général sur la toxicité des huiles essentielles).

Lorsqu'on veut absorber des huiles essentielles, le mieux est de les diluer soit dans de l'alcool, soit dans du sucre ou du miel. Les teintures mères homéopathiques des mêmes plantes font en général l'affaire, car elles sont complémentaires. Les huiles essentielles étant solubles dans le sucre, on peut donc en mettre quelques gouttes sur un morceau de sucre ou dans une cuillère à café du miel, ou bien se servir du sucre ou du miel comme dissolvants de ces huiles dans une infusion après les repas.

En règle générale, les doses utiles par voie orale sont les suivantes :

• 2 à 3 gouttes (gttes) 3 fois par jour, (1 goutte = 0,04 à 0,06 g d'H.E.) dans du miel, du sucre, tel quel ou en dilution dans une infusion, ou encore directement dans la bouche si l'huile essentielle n'est pas trop irritante.

• On peut également demander à un pharmacien d'incorporer les huiles essentielles dans des gélules gastro-résistantes. Cela coûte assez cher, mais a le mérite de ne pas entraîner d'aigreurs d'estomac. Prendre alors 2 gélules contenant 0,03 à 0,05 g d'H.E. 3 fois par jour.

• Enfin, on peut les diluer dans de l'alcool ou une teinture, à raison d'1 cuillère à café 3 fois par jour d'une teinture mère contenant l'huile essentielle diluée à 1 % (en principe, il y alors 0,05 g d'H.E.).

• Voici les équivalences entre les diverses unités de mesure employées en thérapeutique pour les soins aromathérapiques :

- 1 goutte d'H.E. = 0,02 g d'H.E.
- 50 gouttes d'H.E. = 1 g d'H.E. = 1 cc (en moyenne)

• Voici les abréviations utilisées dans les préparations magistrales :

- H.E. .... : Huile essentielle
- T.M. .... : Teinture mère
- g .... : Gramme
- cc .... : Centicube = ml : millilitre
- Q.S.P. .... : Quantité suffisante pour faire
- Q.S.P. 125 cc ...... : Quantité suffisante pour faire 125 centicubes
- aa .... : De chaque substance, mettre la même quantité
- cuil. .... : Cuillère

Par voie externe

Lorsqu'on veut utiliser les huiles essentielles par voie externe, on doit le faire selon leurs caractéristiques propres : certaines ont des vertus antiseptiques, d'autres sont cicatrisantes, d'autres encore sont antalgiques. Il faut en principe les diluer dans un excipient dans lequel l'huile essentielle pourra se dissoudre pour être moins concentrée, et donc moins irritante. Les huiles essentielles se mélangent bien à l'alcool et aux corps gras.

Selon les cas, on peut donc utiliser soit un gel, soit de l'alcool. Comme pour la voie orale, on peut choisir une teinture mère homéopathique qui contient déjà une macération de la même plante ou d'une autre plante. Ces supports sont utilisés lorsqu'on veut faire agir l'huile essentielle à travers la peau, par exemple sur les tissus sous-cutanés ou les muscles. Les médecins phytothérapeutes choisissent une teinture qui s'harmonise avec l'huile essentielle. Par exemple, ils associent deux plantes qui peuvent se potentialiser, c'est-à-dire qui peuvent multiplier leurs effets curatifs.

Lorsqu'on prescrit une préparation magistrale, on peut aussi associer divers principes actifs végétaux. Voici par exemple une formule contre les douleurs musculaires :

Copaiva T.M. 60 cc
H.E. *Gaultheria* 1 cc
H.E. *Rosmarinus off. campho.* 1 cc

La base de cette formule est la teinture de Copahu qui est en elle-même antalgique et anti-inflammatoire, l'huile essentielle de Gaulthérie, riche en salicylate anti-inflammatoire, et celle du Romarin camphré, antispasmodique et antalgique. En principe, on utilise quelques gouttes de cette préparation en frictions, pure ou diluée à moitié avec de l'eau tiède.

Les huiles essentielles peuvent également être incorporées dans des excipients gras, tels une huile végétale, une crème, un cérat ou un liniment. Dans le cas de l'huile grasse, que ce soit de l'Olive, de l'Amande douce ou du Millepertuis, on peut concentrer les huiles essentielles de 1 à 50 %.

Dans le cas d'un cérat ou d'une crème, selon le caractère plus ou moins riche en eau de l'émulsion, il ne faut pas dépasser une certaine proportion d'huiles essentielles. En général, il vaut mieux ne pas en ajouter plus de 1 à 10 %. Quand on utilise un tel excipient gras, c'est généralement pour les lésions de l'épiderme ou du derme.

Une autre application des huiles essentielles consiste à en verser une à deux gouttes sur des points clés en relation avec les méridiens d'acupuncture. Il existe en acupuncture des zones de tonification ou de dispersion des divers méridiens en relation avec nos organes. Si l'on applique sur ces points les huiles essentielles qui sont en résonance avec nos organes, il est possible d'obtenir de bons résultats. Ceci s'applique également à la digitopuncture. Cette pratique consiste à masser certains points de part et d'autre de la colonne vertébrale, ainsi que sur les bras et les jambes, afin d'obtenir une action sur les organes et sur l'énergie qui circule dans les méridiens. Pour prendre un exemple, dans le cas de l'insomnie, il suffit de mettre une goutte d'huile essentielle d'Orange sur le point situé sur le bord externe de l'ongle du deuxième orteil : on obtient alors un effet de dispersion du méridien de l'estomac dont l'activité régularise l'endormissement. De la même manière, chez les personnes anxieuses, on peut placer une goutte d'huile essentielle de Lavande dans la partie interne du pli du poignet, là où se situent les points en relation avec le méridien du cœur.

En inhalation

Lorsqu'on veut faire des inhalations, il est possible de procéder de deux manières : la plus naturelle consiste à placer une à deux gouttes d'essence dans un bol d'eau très chaude. Les vapeurs entraînent alors rapidement les essences dans l'atmosphère et elles permettent de les inhaler jusqu'au plus profond des bronches. Il est également possible d'utiliser un aérosol qui vaporise les essences dans un conduit fermé placé dans les narines. Cette méthode est bien sûr beaucoup plus puissante, mais elle a pour inconvénient d'être un peu irritante et asséchante. Il vaut mieux préconiser l'inhalation aqueuse, car elle respecte l'hydratation des voies respiratoires et parce que sa chaleur aide à neutraliser les virus. Voir aussi le chapitre «Précautions d'emploi» de ce livre.

Dans l'atmosphère

Cette méthode est de loin la plus douce de toutes. Elle ne suppose pas que l'on se mette au-dessus de la source de brumisation des essences ; il y a redistribution et dispersion des huiles essentielles dans l'atmosphère, un peu comme dans la nature. Il ne faut cependant pas négliger les vertus curatives et l'efficacité de cette méthode pour les problèmes nerveux et psychiques. En effet, les substances aromatiques des huiles essentielles modifient totalement l'ambiance d'une pièce en quelques minutes, et elles affectent grandement les personnes qui s'y trouvent. Si l'on veut s'en convaincre, on peut essayer par exemple la Lavande ou l'Oranger pour créer un ambiance paisible, la Rose ou l'Encens pour la méditation, ou encore le Thym ou le Sapin de Sibérie pour tonifier, ou même pour désinfecter les locaux.

De plus, chacun pourra, selon ses goûts, créer des parfums en associant différentes huiles, et inventer de nouvelles formules. Pour cela, il est possible d'utiliser un brumisateur aérien ou de mettre l'huile essentielle avec un peu d'eau dans un petit évaporateur chauffant.

En bains

Il y a différentes façons d'utiliser les huiles essentielles en bains. En principe, il vaut mieux éviter de les verser pures dans l'eau, car étant peu miscibles, elles surnagent, et le résultat n'est pas satisfaisant. De plus, par cette méthode, on concentre trop les huiles sur la peau.

Il vaut mieux les diluer dans des excipients qui les rendent miscibles. Il s'agit de produits permettant l'émulsion de l'huile essentielle dans l'eau. Il en existe de diverses sortes, mais il faut choisir quelque chose de naturel et éviter les produits chimiques qui perturbent l'équilibre des huiles essentielles. Selon les variétés d'huiles, on les dilue de 5 ou 10 % et on emploie une à deux cuillères à soupe du produit dilué. Il ne faut pas mettre le contenu d'un flacon entier d'huile essentielle dans un bain, car le liquide serait beaucoup trop concentré.

Après avoir pris ces précautions, on peut dire que de tels bains aux huiles essentielles sont très bénéfiques pour calmer, pour décongestionner, ou contre les maladies virales, notamment la grippe. Il y a, à ce sujet, une pratique surprenante, mais très efficace, qui consiste, en cas de fièvre, à prendre un bain très chaud, et non pas froid comme cela est souvent préconisé. En effet, un bain très chaud, à 40 degrés lorsque la fièvre est élevée, provoque un réflexe thermique qui fait baisser la température de deux degrés au moins. L'efficacité des huiles essentielles anti-inflammatoires comme la Citronnelle et l'Eucalyptus, ou d'huiles essentielles antivirales comme le Ravensare et le Niaouli, est alors surprenante. Cependant, ce procédé n'est recommandé ni pour les tout jeunes enfants, ni pour les personnes cardiaques. Un bain froid, même s'il fait rapidement baisser la fièvre, est souvent préjudiciable, car suivi par un rebond encore plus intense de la température.

A l'inverse, une douche froide ou juste tiède est un excellent tonique lorsqu'on est fatigué. On peut alors faire suivre la douche par des frictions avec quelques gouttes d'huiles essentielles, de l'huile parfumée avec des huiles essentielles, ou encore du liniment oléocalcaire contenant 1 à 3 % d'huiles essentielles. Le liniment oléocalcaire peut être obtenu dans n'importe quelle pharmacie ; c'est un produit naturel contenant de l'huile d'Olive et de l'eau de chaux. Il vaut mieux qu'il soit préparé avec de l'huile biologique.

Pour leur activité sur le psychisme

Lorsqu'on veut rechercher les effets psychiques des huiles essentielles, il ne faut pas les absorber, mais seulement les respirer ; une à deux gouttes suffisent alors. On peut les mettre dans un brûle-parfum ou dans un petit récipient. Parfois, si l'on veut favoriser la dispersion dans l'air près de soi, par exemple dans une pièce que l'on consacre à la méditation, on peut procéder de la manière suivante : on place le flacon d'huile essentielle au milieu d'une assiette creuse peu profonde et on verse de l'eau bien fraîche dans l'assiette jusqu'à la remplir, de telle sorte que le flacon d'huile essentielle soit en partie recouvert d'eau. Au bout de quelques minutes, il se produit une évaporation des parties les plus subtiles de l'huile essentielle qui sont attirées dans les vapeurs d'eau qui s'élèvent du récipient. On pourrait penser que seule l'eau chaude permet d'obtenir ce résultat. Il n'en est rien. Avec l'eau bien froide, il y a aussi attraction, élévation et vaporisation des essences dans l'air. Il n'est alors utile ni de se tenir tout près du flacon d'huile essentielle, ni de toucher celle-ci avec les doigts.

Un autre procédé consiste à déposer avec une seringue une goutte d'essence au fond d'un flacon de 1 centicube acheté en pharmacie, puis de remplir celui-ci avec de l'alcool. Ce dernier, bien qu'il modifie un peu la teneur de l'huile essentielle, favorise l'évaporation et la dispersion dans l'atmosphère des parties subtiles de l'huile. On peut porter ce petit flacon sur soi comme un parfum, et l'utiliser en fonction des besoins, juste en touchant son embout avec le doigt et en respirant ainsi l'huile essentielle.

Précautions d'emploi

En absorption par voie orale

Les huiles essentielles sont des concentrés de plantes. Il faut jusqu'à 300 kilos de certaines plantes pour seulement 1 litre d'huile essentielle. Pour prendre une analogie, c'est comme si, lorsque vous prenez une goutte, vous aviez une poignée de la plante entière fraîche. On retrouve donc la majorité des principes actifs de la plante concentrés dans seulement quelques gouttes. Pour la Rose, il faut jusqu'à 100 kilos de pétales pour faire un flacon de 5 centicubes. Ceci explique d'ailleurs les différences de prix des huiles essentielles, qui sont des biens précieux et rares.

Pour cette raison, il faut être prudent et considérer que les huiles essentielles prises par voie orale sont de véritables médicaments ; on ne doit donc pas les absorber sans connaître leur action. Il faut également tenir compte des doses utiles, car il peut y avoir des risques de surdosage. De plus, certaines huiles essentielles, même à des doses infimes, sont toxiques par voie orale : toxiques pour le foie, pour les reins ou pour le système nerveux. Certaines peuvent entraîner des crises d'épilepsie, voire même le coma, et, si la dose ingérée est trop forte, certaines huiles peuvent être mortelles. Des doses faibles administrées à un enfant peuvent être graves de conséquences ; c'est pour cela que l'on déconseille l'emploi des huiles essentielles chez l'enfant et qu'on l'interdit chez le nourrisson.

En dehors de cette contre-indication, la toxicité des huiles essentielles vendues dans le commerce est exceptionnelle et il n'y a pas plus d'effets secondaires avec les huiles essentielles qu'avec les médicaments chimiques. Cependant il est préférable, pour prendre les huiles essentielles dont nous allons faire la liste, d'avoir l'avis d'un médecin qui connaît l'aromathérapie. Enfin, il faut être certain de leur provenance et de leurs caractéristiques botaniques. Pour prendre un exemple, certaines variétés d'Hélychrise peuvent provoquer des hémorragies sous-cutanées et des bulles hémorragiques au niveau de la peau, gravissimes si on en a appliqué sur une surface trop étendue.

En application sur la peau

En principe, le fait d'utiliser les huiles essentielles sur la peau comporte peu de risques, mais à une condition : que la quantité appliquée ne soit pas trop importante. En effet, la peau les absorbe, les laisse pénétrer dans l'organisme, et il peut y avoir des intoxications avec certaines huiles, surtout chez l'enfant. On ne pense pas non plus au fait que lorsque les huiles sont mises dans un bain, elles surnagent et imprègnent donc plus facilement la surface cutanée, avec là aussi des risques d'intoxication. Il ne faut donc pas non plus les employer sur la peau des nourrissons pour la raison que nous venons d'indiquer.

Dans les cas où l'on voudrait utiliser les huiles sur la peau, il faudrait soit les diluer dans de l'huile d'Olive, de l'huile d'Amande douce, ou encore dans un liniment (par exemple le liniment oléocalcaire qui est un mélange d'huile d'Olive et d'eau de chaux), soit les incorporer dans des crèmes, des cérats ou des gels, mais il ne faudra jamais en faire des frictions pures en trop grande quantité, sauf dans des cas bien précis et sous contrôle médical, ou alors seulement avec celles de ces huiles essentielles qui sont bien tolérées. Il faut savoir en effet que les huiles essentielles peuvent être corrosives ou irritantes, et que certaines peuvent se révéler allergisantes. Certaines personnes ont eu un jour le tort d'appliquer des parfums ou des huiles essentielles sur la peau, puis d'aller au soleil : elles ont ensuite eu des érythèmes ou des brûlures, car certaines huiles sont photosensibilisantes.

En inhalation

De même que certaines huiles sont impropres à l'application sur la peau, d'autres sont irritantes pour les bronches et doivent être inhalées avec prudence. Certaines sont d'ailleurs contre-indiquées en inhalation, car elles peuvent provoquer des crises d'asthme ou des lésions des fosses nasales et de l'arbre bronchique.

En bains

Les bains aux huiles essentielles sont contre-indiqués, notamment chez les petits enfants et les nourrissons car leur peau, très fine, se laisse traverser par les huiles, ce qui peut entraîner des intoxications graves. Ces bains sont également à éviter lors de la grossesse, car de nombreuses huiles sont trop toniques pour l'utérus et peuvent générer de ce fait des contractions utérines entraînant des avortements ou des accouchements prématurés.

PROPRIÉTÉS
DES
HUILES ESSENTIELLES

Acore

(*Acorus calamus L.*)

Description

Appelé aussi «Calamus», «Roseau odorant» ou «Roseau aromatique», l'Acore est un roseau des marais dont on emploie la tige souterraine, ou rhizome. Il fut utilisé dans les anciennes traditions, tant en Égypte qu'en Chine, et fait partie des huiles du Saint Chrême des Hébreux. Dioscoride l'utilisait pour guérir les maladies du foie, et Matthiole l'incorpora dans un élixir pour l'estomac. Il est sensé lutter contre la mauvaise haleine. On le retrouve dans les anciennes formules de la thériaque et de l'orvietan qui sont des panacées traitant de nombreuses maladies. On peut l'associer à l'Herbe au chantre (*Erysimum*) pour lutter contre l'enrouement. Il était également utilisé autrefois comme masticatoire dans les cas de maladies de la bouche.

Principaux constituants

L'huile essentielle d'Acore aromatique contient de l'asarone, un peu d'eugénol et de la calaméone.

Pathologies

- Inflammation des reins - Néphrite

Il semble que cette huile essentielle ait un effet diurétique et soit un décongestionnant des reins.

Propriétés physiques connues

- Anti-inflammatoire

C'est un puissant anti-inflammatoire de l'estomac, des reins et du tube digestif.

- Antispasmodique - Antivomitif - Digestif

L'huile essentielle d'Acore aromatique agit sur l'estomac, lutte contre les flatulences, les mauvaises digestions et les insuffisances gastriques avec dyspepsie (insuffisance de sécrétion de pepsine). Il soigne les nausées d'origine gastrique et les reflux œsophagiens qui se compliquent de hernies hiatales.

Propriétés psychiques

L'huile essentielle d'Acore agit sur le plexus solaire et l'estomac. Elle permet de trouver un équilibre nerveux et de lutter contre l'anxiété et le caractère soucieux. Elle détend, tout en tonifiant légèrement.

Modalités d'utilisation

Pas plus d'1 goutte par jour, et en cas de spasmes et de nausées, jusqu'à 3 gouttes par jour. Cette huile essentielle s'oxyde rapidement et ne doit pas être employée trop longtemps. Il vaut mieux la prendre diluée à 1 % dans une teinture mère digestive comme l'Angélique ou la Marjolaine.

En général, il est préférable de l'utiliser en frictions sur le creux de l'estomac, pure ou diluée à moitié dans de l'alcool, à raison de quelques gouttes après les repas. On peut également faire des frictions sur la région des reins en cas d'inflammation de ces organes.

Toxicité

Les usages prolongés sont à éviter, car cette huile peut être dangereuse si elle est employée trop longtemps. Elle est interdite chez le nourrisson, le jeune enfant et la femme enceinte.

Ail

(*Allium sativum L.*)

Description

L'Ail contient une huile essentielle très puissante, tant par son odeur que par ses effets. Divers travaux ont montré son efficacité en tant qu'antibiotique, fluidifiant sanguin, vermifuge, et peut-être anticancéreux. L'Ail a depuis toujours été utilisé dans de nombreuses préparations thérapeutiques. En ancienne Égypte, on en faisait un très grand usage, ainsi qu'en Chine où il est signalé dans plusieurs traités médicaux.

Principaux constituants

L'huile essentielle d'Ail contient du dissulfure d'allyle, qui se transforme au contact de l'air en une essence d'odeur fortement soufrée.

Pathologies

- Pneumopathie

L'huile essentielle d'Ail s'oppose aux germes susceptibles de contaminer les voies respiratoires et O.R.L. Elle fluidifie les sécrétions bronchiques et sinusiennes.

Propriétés physiques connues

- Antibiotique naturel

L'huile essentielle d'Ail s'oppose aux fermentations intestinales. Elle possède une action bactéricide sur la plupart des bactéries toxiques pour l'intestin.

- Hypotenseur

Elle aide la circulation en fluidifiant le sang et en diminuant les risques d'agrégation des plaquettes lors de problèmes veineux. Elle favorise donc le retour veineux et lymphatique en limitant le travail du cœur et en renforçant le courant sanguin.

- Kératolytique

Appliquée sur les croûtes et les kératoses séborrhéïques ou actiniques, elle les ronge et les fait disparaître.

Propriétés psychiques

L'huile essentielle d'Ail est un bon tonique, mais son odeur en limite l'emploi. Elle agit principalement pour régulariser le sang, le cœur et la tension. Elle convient aux personnes apathiques, somnolentes et dont les idées sont ralenties. Cette huile exerce un effet bénéfique sur la thyroïde et la vivacité des réactions mentales. Elle aide l'organisme à s'adapter aux sollicitations psychiques.

Modalités d'utilisation

Quelques gouttes dans des plats difficiles à digérer : pas plus de 2 à 3 gouttes par repas contre les oxyures, la colite et les infections intestinales bactériennes ou parasitaires.

En frictions, pure ou dans de l'alcool camphré, lors de pneumopathies ou de bronchites, sur la poitrine ou dans le dos entre les côtes.

Pour limiter ses effets malodorants, on recommande de l'associer avec du Persil ou de l'huile essentielle de Cardamone.

En application locale, cette huile est réservée à la prescription médicale. Elle peut être utilisée pure ou diluée à moitié dans de l'huile de Millepertuis pour sécher et réduire les croûtes et autres kératoses.

Toxicité

Il n'y a pas de toxicité aux doses habituelles, mais il ne faut pas abuser de cette huile essentielle, car elle est corrosive pour la peau.

Ammi

(*Ammi visnaga L.*)

Description

L'Ammi est une sorte d'Ombellifère proche du Fenouil, dont on connaît deux grandes variétés : l'*Ammi majus* et l'*Ammi visnaga*. L'*Ammi majus* favorise la repigmentation de la peau. Il fut utilisé en ancienne Égypte et est réputé pour son action sur le vitiligo. L'*Ammi visnaga* possède surtout une action antispasmodique très puissante. En Afrique du Nord, il est appelé *Khella*.

Principaux constituants

L'huile essentielle d'Ammi contient des coumarines, notamment la khellactone des substances photobronzantes (khelline et visnagine), du linalol, du bornéol, ainsi qu'un peu de thymol.

Pathologies

- Coliques

L'huile essentielle d'Ammi aide à faire céder les spasmes qui provoquent les douleurs en cas de colique hépatique ou néphrétique.

- Colite

Elle est aussi très fortement antispasmodique avec une efficacité certaine en cas de douleurs et de spasmes digestifs.

Propriétés physiques connues

- Dilatateur

L'huile essentielle d'Ammi dilate les coronaires, les bronches, et s'oppose donc à l'angine de poitrine et au pseudo-asthme cardiaque.

Propriétés psychiques

Non expérimentées.

Modalités d'utilisation

On l'utilise principalement en frictions en cas de spasmes, de coliques ou de douleurs spasmodiques, car son effet dépasse la barrière de la peau. C'est une huile essentielle d'urgence qui est compatible avec d'autres coronarodilatateurs. La prise associée de la teinture mère de la plante peut se révéler utile, mais uniquement sur prescription médicale.

Toxicité

Il n'y a pas de toxicité aux doses habituelles, mais cette huile est réservée à la prescription médicale, car elle est photosensibilisante et peut donner des allergies cutanées que l'on appelle «phénomènes photo-allergiques».

Anis vert

(Pimpinella anisum L.)

Description

L'Anis est une des plus anciennes médications connues. Il entre dans de nombreuses recettes culinaires, comme le pain d'Anis ou le pain d'épices. Les anciens Égyptiens préconisaient l'huile essentielle d'Anis pour les douleurs de ventre, des reins, et les gonflements du ventre. Pythagore vantait les vertus de cette plante et il l'utilisait en fumigations pour calmer les migraines. Héraclite la donnait pour les ballonnements de l'estomac. Pline rapporte que les Anciens l'utilisaient, broyée dans de l'eau, pour guérir les polypes du nez. Elle était instillée dans les oreilles mélangée à de l'huile rosat. Toujours en inhalation, on la donnait pour faire cesser le hoquet et les éternuements. Au Moyen Âge, elle faisait partie des plantes dites chaudes et sèches, propres à favoriser la sudation et à guérir les troubles digestifs.

Principaux constituants

L'huile essentielle d'Anis contient de l'anisol, de l'anéthol, du chavicol et de l'ombelliférone.

Pathologies

- Allergies

Elle s'oppose aux spasmes bronchiques allergiques et à la rhinite avec éternuements.

- Sciatique

En frictions sur le bas du dos, elle calme les douleurs dues à la sciatique.

Propriétés physiques connues

- Antalgique - Antispasmodique

L'huile essentielle d'Anis a un effet antalgique neuromusculaire qui va jusqu'à lever toute contraction musculaire. Mais à trop forte dose, elle a l'effet inverse. Elle exerce aussi, en application locale, une action analgésique.

- Antiseptique

Elle agit sur de nombreux germes, notamment urinaires et digestifs.

- Digestif

L'huile essentielle d'Anis stimule les fonctions digestives, lève les spasmes intestinaux, lutte contre les fermentations et désinfecte l'intestin. Elle ouvre l'appétit, s'oppose aux flatulences et aux ballonnements qui sont liés, juste après le repas, à une maldigestion. Elle favorise la digestion pancréatique.

Propriétés psychiques

L'huile essentielle d'Anis est un puissant excitant des fonctions digestives ; elle agit sur les fonctions gastriques et pancréatiques, et lutte contre l'anxiété et les troubles nerveux, comme l'inquiétude.

En inhalation, cette huile essentielle agit sur le plexus solaire. Elle lutte contre les spasmes réflexes, les gênes et les douleurs solaires liées au stress et à l'anxiété. Elle agit de manière active, en renforçant la concentration d'énergie dans cette zone.

Modalités d'utilisation

Seulement en respiration de 1 à 2 gouttes posées sur les doigts ou sur un mouchoir en cas de rhinite ou d'éternuements.

Il vaut mieux éviter de l'absorber par voie orale. Dans tous les cas, pas plus d'1 goutte par repas pendant les troubles digestifs, mais pas de manière trop régulière, seulement en fonction des besoins et sur avis médical.

Autrement en frictions, diluée à 10 % dans de l'huile ou de la teinture d'Anis. En cas de spasmes nerveux, l'appliquer en frictions sur le creux de l'estomac.

Pure en cas de douleurs, 2 à 3 gouttes en frictions locales sur le point douloureux ou la zone de spasmes.

Toxicité

L'huile essentielle d'Anis est très dangereuse à forte dose, car elle peut provoquer le coma par son effet stupéfiant accompagné de troubles neuromusculaires. Elle ne peut donc être utilisée que sur prescription médicale.

Badiane

(*Illicium verum Hook.f.*)

Description

L'Anis étoilé ou Badiane, comme son nom l'indique, ressemble par ses propriétés à l'Anis. Pourtant, ce n'est pas la graine d'une plante aromatique comme l'Anis, mais plutôt le fruit d'un petit arbre qui croît en Chine et était vénéré par les Chinois. On ne connaît la Badiane en Europe que depuis le XVIe siècle. Cependant, elle est entourée d'une mauvaise réputation, car il y a eu des intoxications graves avec des graines d'Anis étoilé au milieu desquelles se trouvaient d'autres graines d'une espèce voisine venant du Japon (*Illicium religiosum*) et contenant un poison.

Principaux constituants

L'huile essentielle d'Anis contient de l'anéthol, du chavicol et du limonène.

Propriétés physiques connues

- Antalgique - Antispasmodique

L'huile essentielle de Badiane est un antalgique neuromusculaire comme l'Anis vert.

- Digestif

Comme l'Anis vert, l'huile essentielle de Badiane, ou Anis étoilé, stimule les fonctions digestives, lève les spasmes intestinaux, lutte contre les fermentations et désinfecte l'intestin. Elle ouvre l'appétit, s'oppose aux flatulences et aux ballonnements liés, juste après le repas, à une maldigestion. Elle favorise la digestion pancréatique.

Propriétés psychiques

L'huile essentielle d'Anis étoilé est plus subtile que celle d'Anis vert, mais elle agit pareillement.

Modalités d'utilisation

En respiration de 2 gouttes posées sur les doigts.

En frictions, diluée de 1 à 5 % dans de l'huile en cas de spasmes nerveux.

Pure en cas de douleurs, 2 à 3 gouttes en frictions locales.

Il vaut mieux éviter de la prendre par voie orale.

On peut l'utiliser pour la pâtisserie et la confiserie.

Toxicité

L'huile essentielle d'Anis étoilé est très dangereuse à forte dose, car elle peut provoquer le coma. C'est un poison pour le système nerveux. Elle ne peut donc être utilisée que sur prescription médicale.

Basilic

(*Ocimum basilicum L.*)

Description

Le Basilic comprend deux grandes variétés : celle qui pousse dans les pays méditerranéens, et le Basilic africain. L'une comme l'autre possèdent de très importantes vertus curatives.

Les anciens Grecs se servaient du Basilic pour guérir les piqûres de scorpion. Pline rapporte qu'il a toujours été employé contre les flatulences, et qu'en cataplasmes sur le ventre, il arrêtait les diarrhées. Il était utilisé contre la jaunisse. En inhalation, il était efficace pour soigner les rhumes de cerveau. Pour Hildegarde de Bingen, le Basilic était une plante dite «froide», c'est-à-dire qu'elle faisait baisser la fièvre.

En Afrique, le grand Basilic est utilisé dans les cas de fièvre, de grippe, et comme herbe sacrée dans les cérémonies rituelles de purification. Nous allons en étudier cinq variétés : le Basilic à camphre, le Basilic commun, le Basilic à eugénol, le Basilic exotique ou africain, et le Basilic à thymol.

Basilic camphré

(*Ocimum canum L. var. Camphoriferum*)

Principaux constituants

L'huile essentielle de Basilic camphré est très riche en terpènes désinfectants et en camphre.

Propriétés physiques connues

• Anti-inflammatoire

Bien que peu anti-infectieux, contrairement aux autres variétés de Basilic, celui-ci est plutôt anti-inflammatoire. Il est efficace en cas de bronchite.

• Antispasmodique

Cette variété de Basilic fait baisser la tension, agit sur les spasmes artériels et peut être utilisée en cas de troubles circulatoires d'origine nerveuse.

Propriétés psychiques

L'huile essentielle de Basilic camphré agit à la fois comme le Camphre et le Basilic exotique.

Modalités d'utilisation

Il ne faut pas utiliser cette huile essentielle par voie orale, car elle peut être toxique. Son seul intérêt est d'avoir une action en cas de trouble aigu cardio-vasculaire. On doit l'employer uniquement en suivant les indications médicales d'urgence.

Toxicité

Cette huile essentielle est interdite chez le nourrisson, le jeune enfant et la femme enceinte.

Basilic commun

(Ocimum basilicum L. var. Européen)

Description

Il y a, dans nos jardins, différentes variétés de Basilic, avec des feuilles plus ou moins grandes. Le Basilic dit «à feuilles de laitue» est celui dont on extrait l'huile essentielle la plus intéressante.

Principaux constituants

Il contient des terpènes, des phénols du type eugénol comme la Girofle, du citronnellal comme la Citronnelle, et du linalol.

Pathologies

• Colite

L'huile essentielle de Basilic est un bon antispasmodique contre les colites, l'aérophagie, les flatulences et la somnolence après les repas.

• Eczéma

L'huile essentielle de Basilic est légèrement sédative et anti-inflammatoire.

Propriétés physiques connues

• Tonique

L'action tonique de cette huile essentielle s'exerce surtout sur la sphère digestive. Cependant, comme elle favorise et accélère la digestion, elle permet de lutter contre la somnolence après les repas. C'est en cela qu'elle est tonique.

Propriétés psychiques

L'huile essentielle de Basilic est active sur les surrénales. Comme ces glandes luttent contre la douleur et l'inflammation, leur contrepartie psychique est en relation avec les émotions psychiques qui apaisent la peine et souffrance.

Modalités d'utilisation

Quelques gouttes sur la région ombilicale ou sur la région des surrénales, de part et d'autre de la colonne vertébrale, juste au-dessus du bas du gril costal.

En dilution à 1 % dans de l'huile d'Olive, de l'huile de Carotte, ou dans un cérat en cas d'eczéma sec.

3 à 5 gouttes 2 à 3 fois par jour en cas de fièvre, de grippe ou d'inflammation, quelle qu'en soit la localisation.

Toxicité

Il n'y a pas d'intoxication avec l'huile essentielle de Basilic aux doses habituelles.

Basilic à eugénol

(Ocimum gratissimum L. var. Eugenoliferum)

Principaux constituants

L'huile essentielle de Basilic à eugénol est très riche en terpènes désinfectants, et surtout en phénol de la variété eugénol, comme la Girofle.

Propriétés physiques connues

- Anti-infectieux

Comme le Basilic à thymol, la variété à eugénol est très active sur les bactéries, notamment les staphylocoques et les streptocoques.

- Antiparasitaire

L'huile essentielle de Basilic à eugénol agit aussi sur les parasites intestinaux, notamment les ankylostomes et les lamblias.

- Tonique

Son action tonique est à rapprocher de celle de la Girofle.

Propriétés psychiques

L'huile essentielle de Basilic à eugénol agit à la fois comme la Girofle et le Basilic exotique.

Modalités d'utilisation

2 à 3 gouttes 3 fois par jour dans du miel.

En inhalation ou en brumisation pour désinfecter l'atmosphère.

En dilution de 1 à 3 % sur les lésions cutanées ou buccales infectées par le staphylocoque, ou en gargarismes lors d'angines streptococciques.

Toxicité

Comme pour la variété à thymol, il faut limiter l'usage cutané de cette huile essentielle, car elle peut être caustique.

Basilic exotique

(*Ocimum basilicum L. var. Basilicum*)

Description

Lorsqu'on n'emploie pas la terminologie botanique et que rien n'est précisé, c'est ce Basilic qu'on utilise. Cette plante est très connue en Afrique.

Principaux constituants

L'huile essentielle de Basilic exotique est riche en linalol, en estragol, en linéol et en camphre, un peu en eugénol, en citronnellol, et en terpinéol.

Propriétés physiques connues

• Anti-inflammatoire

L'huile essentielle de Basilic exotique est un bon anti-inflammatoire, utile en cas d'inflammations O.R.L., digestives et bronchiques, ainsi que sur les lésions de peau de nature inflammatoire.

• Antiviral

L'huile essentielle de Basilic exotique est très fortement antivirale. Elle agit contre la plupart des virus, notamment les virus hépatiques, digestifs et neurologiques. Elle est recommandée dans le traitement de la plupart des hépatites, ainsi que dans celui des encéphalites, des méningites virales, et de la poliomyélite. Elle est également utilisée pour soigner la grippe et toutes les viroses tropicales, dont la dingue et la fièvre jaune notamment.

• Décongestionnant veineux et hémorroïdaire

L'huile essentielle de Basilic exotique, associée à l'huile essentielle de Cyprès, est utile pour décongestionner les vaisseaux sanguins, notamment en cas de fatigue veineuse.

• Autres effets

Elle possède également les autres vertus du Basilic commun, variété Européenne.

Propriétés psychiques

L'huile essentielle de Basilic exotique agit sur les surrénales et aide à rétablir la santé en cas de maladies infectieuses. Elle renforce la polarité négative psychique, laquelle est apaisante, calmante, cohésive et protectrice. Cela favorise le sentiment de compassion envers les personnes qui souffrent, et assure parallèlement une protection spirituelle à ceux qui manifestent cette qualité. Si l'huile essentielle de Basilic est associée à la compassion, il est bien évident qu'elle ne suffit pas à produire cette vertu. Cependant, elle aide à s'harmoniser avec elle.

Modalités d'utilisation

3 gouttes 3 fois par jour en cas de maladies virales, et en frictions sur la nuque pour les problèmes neurologiques d'allure virale.

En inhalation ou en brumisation dans l'atmosphère pour la désinfection des locaux.

Toxicité

Il n'y a pas de toxicité si cette huile essentielle n'est pas utilisée trop souvent ni en trop grande quantité.

Basilic à thymol

(*Ocimum gratissimum L. var. Thymoliferum*)

Description

Très utilisé en Afrique où il est cultivé régulièrement, dénommé parfois «Menthe» – notamment au Gabon – on le considère comme un tonique et comme une panacée ayant la vertu de guérir toutes les infections.

Principaux constituants

Il est très riche en terpènes désinfectants, et surtout en phénol de la variété thymol, comme le Thym.

Propriétés physiques connues

- Anti-infectieux

On lui reconnaît une activité à la fois antibactérienne, antivirale, et antifongique.

- Régularise l'immunité

Outre son action anti-infectieuse, l'huile essentielle de Basilic à thymol régularise l'immunité.

- Tonique

Cette action est à rapprocher du celle du Thym à thymol.

Propriétés psychiques

L'huile essentielle de Basilic à thymol agit à la fois comme le Thym à thymol et le Basilic exotique.

Modalités d'utilisation

Pas plus de 2 gouttes 3 fois par jour dans du miel pour éviter l'effet rubéfiant et irritant du thymol.

En inhalation ou en brumisation pour désinfecter l'atmosphère.

Toxicité

Il faut limiter l'usage cutané de cette huile essentielle, car elle est à la fois rubéfiante et caustique si la dose est trop forte, comme celle de Thym ; elle peut produire des vésicules et des rougeurs sur la peau.

Bay

(*Pimenta officinalis Lindl.* ou *Pimenta dioica L.* ou *Myrtus pimenta L.* ou *Pimenta acris*)

Description

L'huile essentielle de Bay est extraite des feuilles et des fruits d'un arbre originaire de la Jamaïque, dont l'odeur rappelle celle de la Cannelle et de la Girofle. Le Bay est aussi appelé «Piment de la Jamaïque». Il pousse également aux Antilles. On rapproche ses effets de ceux de la Girofle.

Principaux constituants

L'huile essentielle de Bay contient beaucoup de phénols : eugénol surtout, et chavicol.

Pathologies

- Accouchement

L'huile essentielle de Bay est tonique pour l'utérus et favorise les contractions lors de l'accouchement, comme celle de Girofle et de Noix de muscade.

- Arthrite

En usage externe et en frictions sur les articulations enflammées, elle calme la douleur et les gonflements en attirant le sang vers la peau (effet rubéfiant).

- Choléra

Comme l'huile essentielle de Girofle, elle agit sur les germes du choléra.

• Chute des cheveux

Son effet rubéfiant (qui attire le sang et irrite) est utilisé pour favoriser la repousse des cheveux, notamment en cas de pelade.

• Dysenterie amibienne

Elle est active sur les amibes, et agit donc dans les infections parasitaires intestinales par les amibes.

Propriétés physiques connues

• Anesthésiant et cicatrisant dentaire

Comme celle de Girofle, l'huile essentielle de Bay aide à la cicatrisation de la gencive. Elle désinfecte la pulpe des dents lorsque celle-ci est infectée, exerce un effet anesthésiant, et favorise la production du tissu fibreux réparateur.

• Antiseptique puissant

L'huile essentielle de Bay est presque aussi puissante que celle de Girofle ; elle est anti-bactérienne et antivirale. Son action se porte aussi bien sur les germes aérobies que sur les germes anaérobies, notamment ceux qui colonisent les abcès dentaires. Elle est antiparasitaire comme la Cannelle, et agit comme antifongique contre les mycoses.

• Désinfectant génito-urinaire

L'huile essentielle de Bay est active sur les infections génitales et urinaires.

• Tonique

Elle est très tonique et stimulante.

Propriétés psychiques

L'huile essentielle de Bay est agréable et d'odeur poivrée. Elle est tonique, renforce les surrénales, aide à lutter contre le stress et à s'adapter aux conditions extérieures défavorables en donnant du tonus. Elle renforce l'énergie psychique et le moral, ce qui permet de changer en s'adaptant aux événements.

Modalités d'utilisation

Une goutte sur la dent ou dans la dent en cas d'abcès ou de rage de dent. Comme l'huile essentielle de Girofle, elle est utilisée en dentisterie dans des pansements pour désinfecter les racines des dents. Quelques gouttes sur un furoncle ou un abcès aident à le faire mûrir.

Par voie orale, en gélules sur prescription médicale, associée à la Cannelle et à la Girofle en cas d'infections intestinales et de parasitoses.

En frictions, pure ou diluée à moitié dans de la teinture d'iode en cas de pelade.

En frictions, diluée à 5 % dans de la teinture de Capucine, de Buis et d'Ortie pour la repousse des cheveux, ou dans de la teinture de Copahu en cas de douleurs articulaires ou de mal au dos.

En brumisation dans les locaux, en prévention lors des épidémies.

Toxicité

Il n'y a pas de toxicité connue, mais cette huile est contre-indiquée lors de la grossesse et chez le nourrisson. Il ne faut pas l'inhaler en cas d'irritation bronchique.

Bergamote

(*Citrus auriantum L. ssp. Bergamia*)

Description

Cette huile essentielle, extraite de l'écorce du fruit du Bergamotier (variété proche du Citronnier), est surtout utilisée pour la parfumerie, la confiserie et la pâtisserie, mais elle possède également un puissant pouvoir sur la peau et se révèle être un bon cicatrisant. Le seul reproche que l'on puisse lui faire, c'est qu'elle soit photosensibilisante, c'est-à-dire qu'elle accélère la pigmentation de la peau jusqu'à laisser parfois des taches pigmentées.

Principaux constituants

L'huile essentielle de Bergamote contient des coumarines, de la bergamotine, des terpènes, du bergaptène, du linalol, du nérol et du géraniol.

Propriétés physiques connues

- Antispasmodique

Elle agit par voie externe sur les spasmes nerveux en cas de troubles digestifs, de spasmes du côlon et d'aérophagie.

- Brunissement de la peau

L'huile essentielle de Bergamote favorise la pigmentation de la peau, ce qui a été mis à profit dans divers produits solaires photobronzants.

• Calmant

Comme les autres huiles essentielles extraites du Citron ou de l'Orange, elle lutte contre l'insomnie nerveuse.

• Cicatrisant antiseptique

Elle favorise la cicatrisation, un peu comme la Lavande officinale, et agit sur les germes qui provoquent des infections de la peau.

• Vermifuge

Les huiles essentielles de cette famille (Cédrat, Citron) sont vermifuges ; elles agissent sur les variétés oxyures et ascaris.

Propriétés psychiques

L'huile essentielle de Bergamote est calmante et de nature neutre. Elle favorise la détente, la paix intérieure, la méditation et le détachement. Il semble qu'elle puisse agir sur la glande pinéale en relation avec les surrénales. Ayant une action bénéfique sur le sommeil, elle peut être utilisée en cas de problèmes psychologiques et mentaux qui perturbent celui-ci.

Modalités d'utilisation

Par voie interne, de 2 à 6 gouttes par jour pour les problèmes de spasmes nerveux et de troubles digestifs.

Localement, en dilution à 5 ou 10 % dans de l'huile de Millepertuis pour favoriser le bronzage. Dans ce cas, il ne faut pas mettre l'huile essentielle pure sur la peau, et même diluée, il est préférable de ne l'appliquer qu'en dehors de l'exposition solaire, soit le matin, soit le soir. On peut l'utiliser aussi pour la cicatrisation.

Pour stimuler les facultés psychiques, il suffit de respirer l'huile essentielle dans son flacon ou quelques gouttes versées sur un mouchoir.

Toxicité

Il n'y a pas de toxicité aux doses habituelles, sauf si la peau est fragile et qu'elle a tendance à faire des taches lors de l'exposition au soleil.

Bois de rose

(*Aniba rosæodora Ducke*)

Description

Il ne faut pas confondre le Bois de rose avec le Bois de rosier ou le Bois de Rhodes, qui porte aussi le nom de Bois de rose. Parce qu'il est très bien toléré, même chez l'enfant, il est souvent employé pour ses vertus antiseptiques en remplacement du Thym, lorsque celui-ci est mal supporté. L'huile essentielle est le produit d'une distillation obtenue à partir d'un arbre d'Amazonie.

Principaux constituants

Cette huile essentielle est surtout riche en linalol.

Propriétés physiques connues

- Antiseptique

L'huile essentielle de Bois de rose est active sur les mycoses, les germes de l'acné, les germes des voies respiratoires et O.R.L. Elle est également antiparasitaire et antivirale.

- Régénérateur cutané

Cette huile est régénérante pour la peau : elle la tonifie, stimule le tissu conjonctif, et prévient les rides.

- Tonique

L'huile essentielle de Bois de rose est très tonique et antispasmodique.

Propriétés psychiques

L'huile essentielle de Bois de rose, comme celle de Thym, a une action tonique. Elle lutte contre la dépression et rééquilibre le système nerveux en cas de fatigue nerveuse et de surmenage. Stimulante et revigorante, elle augmente les émotions positives et exerce une action tonique sur le psychisme.

Modalités d'utilisation

2 à 3 gouttes 3 fois par jour en cas d'infection O.R.L.

En application, pure sur les boutons, ou diluée de 1 à 5 % dans un cérat, un liniment, un cold-cream pour peau sèche ou une crème, voire en dilution à moitié dans de l'huile de Millepertuis pour désinfecter les lésions de peau. Contre l'acné, en brumisation sur la peau avec de l'eau thermale.

En inhalation : 3 gouttes dans un bol d'eau bouillante, que l'on placera ensuite dans la chambre à coucher.

En brumisation dans l'atmosphère pour désinfecter les locaux.

Pour bénéficier de son effet stimulant, respirer quelques gouttes versées sur le pli du poignet ou inhaler directement le flacon.

En bains, diluée à 5 % dans un dispersant (une cuillère à soupe de ce mélange pour une baignoire).

Toxicité

Il n'y a pas de toxicité pour l'huile essentielle de Bois de rose aux doses habituelles. Elle peut être utilisée chez l'enfant, mais sur prescription médicale.

Bornéol

(*Dryobalanops camphora D.*)

Description

Le Bornéol, appelé aussi «Camphrier de Bornéo», est un arbre des îles de Bornéo et de Sumatra, dont coule d'importantes sécrétions cristallisant en masses, dont on extrait une huile essentielle proche de celle des autres Camphriers.

Principaux constituants

L'huile essentielle du Camphrier de Bornéo contient surtout un alcool : le bornéol.

Propriétés physiques connues

- Antalgique sédatif

Cette huile essentielle est aussi sédative et calmante dans toutes sortes de douleurs, dont celles liées à la chaleur.

- Tonique cardiaque

L'huile essentielle de Bornéol est un puissant stimulant du cœur et des glandes surrénales, doué également d'un fort pouvoir hypertenseur, ce qui en fait un remède de choix des chocs cardio-vasculaires.

Propriétés psychiques

En tant que puissant tonique du cœur et des glandes surrénales, l'huile essentielle de Bornéol aide le psychisme en cas de stress et permet à l'organisme de s'adapter en augmentant le tonus général psychique circulatoire et nerveux. Quelles que soient les circonstances, elle crée les conditions favorables aux changements rapides et à l'adaptation au milieu, en renforçant le potentiel psychique. Elle aide ainsi à réagir vite et bien. Cette huile essentielle redonne des forces aux convalescents et aux personnes atteintes de maladies infectieuses peu graves.

Modalités d'utilisation

Par voie externe, en frictions sur les douleurs et les contractures. Comme stimulant, en frictions sur les muscles douloureux après le sport.

En inhalation : 1 à 2 gouttes dans un bol d'eau bouillante, que l'on placera ensuite dans la chambre à coucher. En brumisation dans l'atmosphère lors d'épidémies virales.

En bains, diluée à 1 % dans un dispersant (une cuillère à soupe de ce mélange pour une baignoire).

Cependant, étant hypertensive, cette huile essentielle est déconseillée aux personnes possédant un tempérament sanguin et hypertendu.

Toxicité

L'huile essentielle de Bornéol est bien moins toxique que le Camphre. Cependant, il faut l'éviter chez le jeune enfant et la femme enceinte.

Bouleau jaune

(*Betula alleghaniensis Britt.*)

Description

Le Bouleau jaune est une variété dont l'écorce est considérée comme officinale aux États-Unis, au même titre que la Gaulthérie dont elle se rapproche, puisqu'elle contient en majorité du salicylate.

Principaux constituants

L'huile essentielle de Bouleau jaune contient un éther méthyl-salicylique auquel on donne le nom de gaulthérine.

Propriétés physiques connues

- Antalgique - Anti-inflammatoire

L'huile essentielle de Bouleau jaune a une action calmante sur les douleurs musculaires en cas de tendinite et de crampe. Elle agit également sur l'arthrite et les rhumatismes.

Propriétés psychiques

Non expérimentées.

Modalités d'utilisation

En frictions ou en embrocations, pure ou diluée à 10 % dans de l'huile d'Amande douce sur les muscles et les articulations, en cas de tendinite, d'épicondylite, ou de tension musculaire douloureuse, comme dans le lumbago et la sciatique.

Toxicité

Cette huile n'est pas employée par voie orale, étant donné qu'elle diffuse à travers la peau son effet antalgique et antispasmodique. Elle est contre-indiquée chez le nourrisson, le jeune enfant et la femme enceinte.

Cajeput

(*Melaleuca leucadendron L.*
ou *Melaleuca cajuputii Pow.*)

Description

Le Cajeput, comme le Mélaleuque et le Niaouli, est un arbre de la famille botanique des Mélaleuques, qui pousse en Malaisie, en Extrême-Orient, aux îles Moluques et en Indonésie. L'huile essentielle, d'odeur camphrée, est particulièrement tonique.

Principaux constituants

L'huile essentielle de Cajeput contient surtout de l'eugénol et du cinéole.

Propriétés physiques connues

- Antiseptique

L'huile essentielle de Cajeput est antiseptique sur certaines mycoses et sur certains germes. Cette activité est variable et doit être confirmée par un aromatogramme.

- Décontractant

Elle lutte contre les contractures qui accompagnent les maladies infectieuses et aide à soigner les rhumatismes mécaniques.

- Tonique sudoral

L'huile essentielle de Cajeput est très tonique et antispasmodique.

• Tonique veineux

L'huile essentielle de Cajeput est un décongestionnant veineux.

Propriétés psychiques

L'huile essentielle exerce une action fortement tonique sur le cœur et la respiration. Elle augmente la capacité respiratoire, favorisant ainsi l'incorporation de la Force Vitale dans le sang. Elle mobilise le cœur capillaire périphérique, crée des dilatations des capillaires, ce qui favorise la sudation, mais aussi parfois la rubéfaction. De ce fait, elle aide l'organisme à concentrer la Force Vitale et à tonifier les organes qui en ont besoin. Sur le plan psychique, elle favorise les visualisations positives sur les organes ou les parties du corps qui doivent être soignées. Elle augmente les émotions positives et éclaircit les idées, tout en étant tonique, stimulante et revigorante. C'est un bon stimulant de la force spirituelle que chacun possède en lui.

Modalités d'utilisation

1 goutte 3 fois par jour.

En inhalation : 3 gouttes dans un bol d'eau bouillante, que l'on placera ensuite dans la chambre à coucher.

En brumisation dans l'atmosphère pour désinfecter les locaux.

Pour bénéficier de son effet stimulant, faire des frictions sur les poignets, ou inhaler simplement le flacon.

En bains, diluée à 5 % dans un dispersant (une cuillère à soupe de ce mélange pour une baignoire).

Toxicité

Il n'y a pas de toxicité avec l'huile essentielle de Cajeput aux doses habituelles. Cependant, étant rubéfiante, elle irrite car elle attire le sang. Posée sur la peau, elle crée une rougeur, et par voie interne, elle peut provoquer des nausées, des vomissements ou un effet purgatif. Elle est contre-indiquée chez le nourrisson et la femme enceinte.

Camomille

(*Chamæmelum nobile L.*)

Description

Il existe plusieurs variétés de Camomille. On extrait l'huile essentielle de la Camomille romaine, aussi appelée Camomille noble. Ce sont les fleurs qui donnent les vertus de la plante. Celle-ci fut utilisée depuis la plus haute Antiquité pour ses nombreuses activités curatives, notamment en cas de fièvre et de mal de tête.

Principaux constituants

L'huile essentielle contient surtout des esters : angélique, butyrique, ainsi que des cétones terpéniques.

Pathologies

- <u>Colite</u>

Étant anti-inflammatoire, l'huile essentielle de Camomille a une action sur les troubles digestifs : elle calme les douleurs inflammatoires digestives.

Propriétés physiques connues

- <u>Antiallergique</u>

L'huile essentielle de Camomille apaise les rhinites allergiques et les poussées d'eczéma lorsqu'on l'utilise en inhalation ou en frictions sur la peau, en dilution dans de l'huile d'Olive.

• Anti-inflammatoire

L'huile essentielle de Camomille est un très puissant anti-inflammatoire qui a une action décongestionnante et antiallergique. Elle peut être utilisée sur les rougeurs de peau, les eczémas et les irritations des gencives.

• Fébrifuge

Elle fait baisser la température, ce qui peut être utile en cas d'infections virales et de grippe.

Propriétés psychiques

La Camomille est en relation avec les glandes surrénales et l'hypophyse, dont elle favorise l'activité calmante. Elle harmonise et tempère les excès de toute nature. Elle aide à s'adapter en diminuant les réactions exagérées, et le calme qu'elle procure permet d'avoir une meilleure perception psychique des événements. Favorisant le sommeil, l'huile essentielle est légèrement anesthésiante pour le système cérébro-spinal, et est donc utile en cas de choc ou d'insomnie due au stress. Elle peut aider à lutter contre les idées fixes.

Modalités d'utilisation

Localement, quelques gouttes pures en cas d'eczéma ou de lésions inflammatoires de la peau. On peut également l'incorporer dans des crèmes, des huiles ou des onguents, diluée de 1 à 3 %, ou dans des bains, diluée à 5 ou 10 %.

En respiration pour calmer les nerfs : une goutte sur le bout du doigt.

Toxicité

En principe, il n'y a pas de toxicité décrite, mais de trop fortes doses peuvent provoquer des nausées et des vomissements si le foie est déjà perturbé.

Camphre

(*Camphora officinarum Nees.*)

Description

Le Camphrier est un grand arbre qui ressemble au tilleul. Il pousse en Asie, principalement en Chine et au Japon. On extrait des feuilles, des écorces et des racines réduites en copeaux que l'on fait bouillir dans de l'eau, une pâte grisâtre qui prend le nom de Camphre. C'est à partir de ce Camphre cristallisé que l'on extrait l'huile essentielle. On retrouve un peu de Camphre dans diverses huiles essentielles telles que la Matricaire, le Romarin et la Lavande aspic. Selon les espèces, l'huile essentielle de Camphre porte diverses dénominations botaniques, par exemple *Cinnamomum camphora* à Madagascar, ou encore *Laurus camphora*.

Principaux constituants

L'huile essentielle de Camphre contient surtout du camphène, mais aussi d'autres terpènes : du pinène, du phellandrène, du cadinène, ainsi que du bornéol, de l'eugénol et du cinéole.

Propriétés physiques connues

- Antalgique calmant

Cette huile essentielle est antispasmodique, calmante et stimulante en cas de douleurs pendant l'effort ou de crampes musculaires.

Elle peut être utile en cas de coliques avec douleurs internes, digestives ou urinaires.

- Antiséborrhéique

Elle diminue la séborrhée du cuir chevelu.

- Antiseptique

L'huile essentielle de Camphre est active sur divers germes, mais de manière variable.

- Tonique cardio-respiratoire

L'huile essentielle de Camphre est un puissant stimulant de la respiration et de la fonction cardiaque. Elle a de tout temps été utilisée lors de défaillances cardiaques graves, comme l'œdème des poumons par insuffisance cardiaque, également en cas de choc et de troubles respiratoires graves avec tendance à l'asphyxie. C'est dire son intérêt comme simple tonique.

Propriétés psychiques

L'huile essentielle de Camphre est un puissant tonique du cœur et de la respiration, mais elle peut devenir excitante à trop forte dose. Elle augmente la capacité respiratoire, favorisant ainsi l'incorporation de la Force Vitale dans le sang. Elle tonifie toutes les sensations psychiques cardiaques. Cette huile ne doit pas être utilisée autrement qu'en inhalation simple, car à forte dose, elle provoquerait une sorte d'ébriété et de gaieté délirante. Le fait de respirer les huiles essentielles contenant du Camphre produit de l'enthousiasme et une certaine exaltation psychique.

Modalités d'utilisation

Plutôt par voie externe, en frictions, si besoin pure, ou diluée à moitié dans de l'huile. Ne pas dépasser 2 à 3 gouttes si on l'utilise pure ou une dizaine de gouttes si elle est diluée à moitié. De plus grandes quantités sont utilisées sur le plan thérapeutique en cas de malaise cardiaque, mais alors sous contrôle médical.

En inhalation : 1 à 2 gouttes dans un bol d'eau bouillante, que l'on placera ensuite dans la chambre à coucher.

En brumisation dans l'atmosphère.

Comme stimulant, en frictions sur les muscles douloureux après le sport, ou en embrocations avec le Wintergreen (voir au chapitre «Gaulthérie»), diluée à 5 % dans un liniment oléocalcaire.

Pour le cuir chevelu, contre les cheveux gras, l'huile essentielle de Camphre peut être diluée de 1 à 3 % dans des teintures, par exemple celle de Bois de Panama (*Quillaya*).

En bains, diluée à 1 % dans un dispersant (une cuillère à soupe de ce mélange pour une baignoire).

Toxicité

Cette huile essentielle est toxique si la dose est trop forte, et elle agit à l'inverse de la dose thérapeutique ; elle provoque des convulsions, puis de la stupeur, et enfin le coma. Il faut l'éviter chez le jeune enfant et lors de la grossesse.

Cannelle

(*Cinnamomum verum*)

Description

La Cannelle la plus utilisée est celle de Ceylan (*Cinnamomum verum zeylanicum*). On extrait l'huile essentielle des feuilles et de l'écorce. On trouve aussi de très bonnes Cannelles à Madagascar, aux Antilles, en Afrique et en Chine. L'activité des huiles essentielles des feuilles n'est pas la même que celle de l'écorce. C'est cette dernière qu'il faut préférer car elle est plus antiseptique.

Principaux constituants

L'écorce contient surtout des aldéhydes cinnamiques qui en font la particularité. Elle renferme également du linalol, des phénols et des alcools. Les feuilles sont beaucoup moins riches en principes actifs.

Pathologies

- Artérite - Tonus capillaire

Elle favorise la dilatation des vaisseaux capillaires, ce qui peut même être provoqué à travers la peau sur les vaisseaux capillaires du derme. Elle peut en particulier aider la circulation artérielle des membres inférieurs, lorsqu'elle est employée en massages plantaires.

• Fièvre - Paludisme

La Cannelle, associée à la teinture de Quinquina (*China rubra*), peut être employée comme adjuvant des traitements du paludisme. Elle aide à faire baisser la fièvre et à détruire le parasite. Elle est également utilisée en prévention.

• Grippe

L'essence de Cannelle lutte efficacement contre les courbatures fébriles, en cas de maladies virales comme la grippe.

• Troubles menstruels

L'huile essentielle possède des vertus emménagogues : elle fait venir les règles en provoquant une dilatation des vaisseaux de l'utérus.

Propriétés physiques connues

• Antiseptique

L'huile essentielle de Cannelle est certainement la plus antiseptique de toutes. L'huile extraite de l'écorce est la plus active, celle des feuilles étant moins efficace. Elle agit sur tous les germes, que ce soient les staphylocoques ou les streptocoques, sur certains parasites intestinaux comme les amibes, et sur les levures comme le candida albicans. Sur plusieurs centaines d'aromatogrammes (l'aromatogramme est un test qui permet, comme l'antibiogramme pour les antibiotiques, de chiffrer l'activité antibactérienne des huiles essentielles), la Cannelle montre son effet antiseptique sur les germes testés.

• Tonique

La Cannelle est un très puissant tonique cardio-respiratoire et circulatoire. Elle est utile en cas de fatigue, d'asthénie et de manque d'appétit.

Propriétés psychiques

La Cannelle faisait partie du Saint Chrême que les Hébreux utilisaient dans les cérémonies sacrées en relation avec l'Arche d'alliance. Elle était mélangée avec de l'Encens, du Calamus, de la Casse et de la Myrrhe, dans de l'huile d'Olive vierge.

Sur le plan psychique, l'essence de Cannelle exerce un fort pouvoir tonique sur les émotions de type cardiaque, et elle nous aide à manifester l'Amour qui est en nous. Son inhalation induit une stimulation de l'ensemble des plexus sympathiques, notamment du plexus hypothalamique, situé au-dessus de l'hypophyse, qui est un centre de la volonté et de la Force Vitale. Cette stimulation renforce le tonus émotionnel tout en l'équilibrant, ce qui est favorable aux personnes fatiguées nerveusement. L'huile essentielle de Cannelle renforce également le pouvoir de la volonté et la maîtrise des émotions. Elle semble favoriser le lien psychique qui existe entre la volonté et le cœur, tout en rendant le cœur actif sur la volonté.

La Cannelle est en relation avec les aspects curatifs spécifiques du système sympathique, et elle aide la circulation du sang. Par ce biais, on peut dire qu'elle tonifie notre être sur le plan psychique et favorise la manifestation de notre principe spirituel curatif.

Modalités d'utilisation

Pour bénéficier des effets psychiques, verser 1 à 2 gouttes pures ou diluées dans de l'huile d'Amande douce ou de Millepertuis, sur la partie interne du poignet (au pli du poignet du côté de l'auriculaire), sur les points d'acupuncture du cœur.

Pour stimuler le système sympathique et les fonctions pituitaire et cardiaque : respirer 1 goutte déposée sur le bout des doigts.

En brumisation dans l'atmosphère pour détruire les germes.

1 goutte dans un dessert pour aromatiser les aliments. 2 gouttes dans un grog pour lutter contre la grippe.

Pour lutter contre les infections virales et en prévention contre le paludisme : 1 cuillère à café 3 fois par jour de teinture de Cannelle, dans laquelle on aura dilué de l'huile essentielle d'écorce de Cannelle de 1 à 3 %.

Prises orales seulement sur prescription médicale.

Toxicité

Ne pas dépasser 0,2 ml, soit 6 gouttes par jour. Ou bien diluer l'huile pour ne pas dépasser cette dose quotidienne. L'essence de Cannelle est en effet très corrosive, en particulier pour la peau, et irritante pour le tube digestif. Elle doit donc toujours être utilisée diluée. À très forte dose, elle provoque des convulsions.

Cardamone

(*Eletteria cardamomum Roxb.*)

Description

Il existe plusieurs variétés de Cardamone. L'huile essentielle est obtenue à partir des graines d'une plante qui pousse dans le Sud de l'Inde. La petite Cardamone est la plus réputée : elle sert de condiment, d'épice fine et poivrée, et elle active la digestion. Carminative et stomachique, la Cardamone stimule l'ensemble des sucs digestifs. Les anciens Grecs l'utilisaient contre l'épilepsie, les paralysies, la toux et les vers.

Principaux constituants

L'huile essentielle de Cardamone contient du terpinéol et du cinéole, ainsi que plusieurs terpènes du type sabinène, limonène et myrcène.

Pathologies

- Mauvaise haleine

L'huile essentielle de Cardamone neutralise la mauvaise haleine lorsque celle-ci provient d'un problème de digestion gastrique. Dans le même ordre d'idée, elle atténue les relents d'Ail.

Propriétés physiques connues

- Carminatif

L'huile essentielle de Cardamone est carminative, c'est-à-dire qu'elle a la capacité de chasser les gaz des intestins. C'est le meilleur des carminatifs.

- Stomachique

Elle stimule les fonctions sécrétrices de l'estomac.

- Tonique cardiaque régulateur

Cette huile essentielle est efficace en cas de troubles cardiaques dûs à de l'aérophagie avec gonflement de la poche à air de l'estomac.

Propriétés psychiques

L'huile essentielle de Cardamone convient parfaitement aux personnes nerveuses, pressées, qui mangent trop vite sans mastiquer les aliments, ce qui leur occasionne des troubles digestifs avec des ballonnements et des gaz. Elle calme l'anxiété qui se porte sur l'estomac, et agit sur le système nerveux parasympathique qui est calmant. Elle stimule également le nerf vague qui nous permet d'éviter les excès d'émotions.

Modalités d'utilisation

1 à 2 gouttes à la fin des repas le temps d'améliorer les troubles digestifs. Cette huile est également employée dans l'alimentation pour neutraliser l'effet des aliments fermentescibles comme les légumineuses : lentilles, haricots, pois chiches.

En bains de bouche dans de l'eau bicarbonatée : mettre 3 gouttes d'huile essentielle de Cardamone dans un verre d'eau avec une cuillère à café de bicarbonate de sodium.

Toxicité

Il n'y a pas de toxicité aux doses habituelles.

Carotte

(*Daucus carota Desf.*)

Description

La Carotte fait partie des légumes médicaments ; les Anciens utilisaient des cataplasmes de Carotte cuite sur les dartres, les eczémas et les brûlures. Elle était également utilisée en décocté contre la jaunisse et l'hépatite. Plusieurs auteurs ont préconisé son huile essentielle dans de nombreux cas de cancers de la peau et des épithéliums (tissus de revêtements muqueux). Il n'est pas possible aujourd'hui de vérifier ces éléments. On sait seulement que les caroténoïdes, à condition qu'ils soient naturels comme dans les Carottes, sont des préventifs des cancers muqueux et cutanés.

Principaux constituants

L'huile essentielle de Carotte contient du carotol, du daucol et du bisabolène.

Pathologies

- Abcès - Ulcérations végétantes

Ses constituants particuliers semblent efficaces en cas d'ulcères de peau qui ne guérissent pas, et des essais devraient être menés sur les épithéliomas.

Propriétés physiques connues

- Dépuratif hépato-régénérant

L'huile essentielle de Carotte est un bon draineur hépato-biliaire.

- Hypotension

Elle est tonique et redonne du tonus aux systèmes artériel et lymphatique. Elle fait un peu monter la tension artérielle et peut être utilisée en cas de baisse de tension associée à un terrain hépatique.

Propriétés psychiques

L'odeur de l'huile essentielle de Carotte est agréable, douce, chaude et sucrée. L'huile est faiblement stimulante, mais redonne du tonus. Elle augmente en quelque sorte le niveau de réaction psychique par rapport aux conditions extérieures, et agit à long terme. Elle peut être utilisée régulièrement sans danger, plutôt en respiration.

Modalités d'utilisation

Par voie interne, de 5 à 6 gouttes deux fois par jour pour son action tonique.

Goutte à goutte sur des plaies ulcérées qui ne guérissent pas. 3 à 6 gouttes 3 fois par jour, pure ou diluée à 5 ou 10 % dans un liniment ou un cérat.

Pour stimuler les facultés psychiques, il suffit de respirer l'huile essentielle dans son flacon ou quelques gouttes versées sur un mouchoir.

Toxicité

Il n'y a pas de toxicité aux doses habituelles.

Carvi

(*Carum carvi L.*)

Description

Le Carvi est une plante qui ressemble au fenouil. Elle fait partie des graines chaudes et sèches, dites carminatives, c'est-à-dire propres à faciliter la digestion, à lutter contre les fermentations, les coliques et l'aérophagie. Autrefois, elle était utilisée comme fébrifuge et contre les vers intestinaux.

Principaux constituants

L'huile essentielle de Carvi contient des terpènes, du limonène, du carvène, de la carvone et du carvéol.

Pathologies

- Bronchite - Sinusite

Étant mucolytique, cette huile peut favoriser la guérison des sinusites chroniques et des bronchites lorsque le mucus est trop épais et difficile à éliminer.

Propriétés physiques connues

- Antiamibien - Antiparasitaire

Comme la Cannelle, elle agirait sur les amibes.

• Cholagogue -Digestif

L'huile essentielle de Carvi favorise l'excrétion de la bile, ce qui permet la digestion duodénale des graisses et des sucres. Elle aide à bien digérer, prévient les flatulences et tonifie l'intestin.

• Tonus intestinal

Elle est efficace en cas de constipation par atonie (faiblesse des contractions intestinales).

Propriétés psychiques

L'huile essentielle de Carvi est tonique. Elle agit surtout sur la région du plexus solaire où elle favorise la concentration de la Force Vitale. Elle stimule aussi l'estomac et la bile. Sur le plan strictement psychique, elle aide à faire disparaître les idées fixes et les fausses suppositions qui génèrent un comportement bilieux, ainsi que les pensées discordantes qui ont un effet sur la digestion biliaire. En somme, elle est indiquée chaque fois que l'on se "fait de la bile".

Modalités d'utilisation

Par voie interne, de 2 à 6 gouttes par jour pour les troubles digestifs, ou dissoute dans de la teinture des plantes correspondantes : 1 goutte pour une cuillère à café de teintures de Cumin, Carvi, Fenouil, Aneth et Anis. Comme stimulant digestif.

En inhalation pour dissoudre les mucosités :
2 gouttes dans un bol d'eau bouillante.

Pour stimuler les facultés psychiques, il suffit de respirer l'huile essentielle dans son flacon ou quelques gouttes versées sur un mouchoir.

En frictions sur le ventre, diluée à 5 % dans de l'huile d'Olive ou une teinture mère d'Anis, en cas de coliques ou d'atonie digestive.

Toxicité

Il n'y a pas de toxicité aux doses habituelles. En revanche, l'huile essentielle de Carvi est interdite pendant la grossesse, car elle provoque des contractions utérines.

Cédrat

(Citrus medica Risso.)

Description

Le Cédrat est une sorte de Citronnier dont l'écorce était très réputée en Arabie, où on l'utilisait comme vermifuge contre les vers intestinaux, et pour soigner les problèmes digestifs. On la faisait bouillir dans du miel, ce qui lui permettait de libérer une huile essentielle possédant diverses propriétés.

Principaux constituants

L'huile essentielle de Cédrat contient plusieurs terpènes.

Propriétés physiques connues

- Antispasmodique - Digestif

L'huile essentielle de Cédrat agit sur les troubles digestifs, favorise la digestion et lutte contre les spasmes digestifs.

- Vermifuge

Cette huile essentielle est un bon vermifuge : elle agit sur les oxyures et les ascaris.

Propriétés psychiques

L'huile essentielle de Cédrat a les mêmes propriétés psychiques que celle de Citron.

Modalités d'utilisation

Par voie interne, de 3 à 6 gouttes par jour pour les problèmes digestifs et les oxyures, à utiliser pendant 2 cures de 3 jours, séparées par un intervalle de 15 jours.

Pour stimuler les facultés psychiques, il suffit de respirer l'huile essentielle dans son flacon ou quelques gouttes versées sur un mouchoir.

Toxicité

Il n'y a pas de toxicité aux doses habituelles, sauf pour la peau, car cette huile est photosensibilisante (voir à «Bergamote»).

Cèdre

(*Cedrus atlantica Manet.*)

Description

L'huile essentielle extraite du bois de Cèdre était déjà utilisée en ancienne Égypte pour l'embaumement, car elle était réputée préserver de la putréfaction. En fait, elle est antiseptique. Au Moyen Âge, elle était utilisée pour soigner la gangrène. On peut rapprocher l'huile essentielle de Cèdre de l'Atlantique de celle de Cèdre de l'Himalaya (*Cedrus deodora Roxb.*). En revanche, il ne faut pas la confondre avec l'essence de Cèdre de Virginie (*Juniperus virginiana*) qui n'a pas les mêmes vertus et n'appartient pas au même genre botanique. Cette dernière huile est plutôt semblable à la Sabine (*Juniperus sabina*). Sabine et Cèdre de Virginie sont des variétés de Genévriers très détergeants et corrosifs (voir à «Sabine»).

Principaux constituants

L'huile essentielle de Cèdre contient surtout des terpènes, du cédrol et du cadinène.

Pathologies

- Cellulite

L'huile essentielle de Cèdre favorise la circulation tissulaire, et de fait, permet de lutter contre la rétention d'eau et la cellulite.

• Chute des cheveux - Pellicules

Elle est très utilisée pour stimuler la repousse des cheveux et éliminer les pellicules sèches.

Propriétés physiques connues

• Antifongique

Elle est utile sur certaines mycoses, notamment les dermatophytes qui provoquent des lésions des ongles.

• Antiseptique

Elle agit de manière limitée sur certains germes, et cet effet doit être vérifié par aromatogramme.

• Tonique artériel

L'huile essentielle de Cèdre stimule la regénérescence des tissus artériels et lutte contre l'artériosclérose.

Propriétés psychiques

L'huile essentielle de Cèdre, lorsqu'on la respire, active les fonctions spirituelles de notre être, un peu comme l'Encens et la Myrrhe. Elle agit comme un tonique sur nos centres supérieurs. Elle élève l'âme et favorise l'aspiration et l'harmonisation spirituelles. Étant en relation avec la circulation de l'énergie de la Force Vitale, elle permet, tout comme l'Encens, de concentrer celle-ci vers les fonctions psychiques supérieures de notre être.

Modalités d'utilisation

Seulement par voie externe, en dilution à 1 ou 5 % sur les lésions ou les eczémas mycosiques.

En frictions sur le cuir chevelu, diluée à 5 % dans une teinture de plantes, par exemple dans une teinture mère de Capucine, de Buis et d'Ortie blanche.

Comme stimulant sur les lésions de cellulite, en frictions sur les cuisses dans un support huileux, diluée de 1 à 5 % dans un liniment oléocalcaire, associée à de l'huile essentielle de Cyprès.

En frictions sous la voûte plantaire pour stimuler les lymphatiques. 1 à 2 gouttes localement le soir avec 1 à 2 gouttes de Cyprès.

En respiration : inhaler uniquement le flacon.

Toxicité

L'huile essentielle de Cèdre est toxique et irritante par voie interne ; elle ne doit donc pas être absorbée par voie orale. Il faut l'éviter chez le jeune enfant et lors de la grossesse, car elle est abortive.

Céleri

(*Apium graveolens L.*)

Description

Bien qu'étant avant tout considéré comme un aliment, le Céleri donne aussi une huile essentielle. C'est un légume diurétique, de drainage, qui favorise la détoxication de l'organisme. Hildegarde de Bingen disait que c'était une plante chaude, et le préconisait contre la goutte sous forme de poudre de Céleri associée à une petite quantité de Girofle et de Noix de muscade. En Algérie, l'inhalation de Céleri est utilisée pour guérir la migraine. Cette plante est à éviter pendant la grossesse car elle donne des contractions utérines. On confond souvent le Céleri cultivé avec l'Ache odorant qui est une sorte de Céleri sauvage.

Principaux constituants

L'huile essentielle de Céleri contient des terpènes, du limonène, du sélinène, et de l'acide sédanonique, caractéristique de l'odeur des bouillons contenant du Céleri.

Pathologies

- Contractions musculaires

Cette huile est tonique pour les muscles, notamment les muscles lisses, et favorise les contractions utérines.

• Goutte

Comme diurétique et dépuratif du sang, cette huile essentielle lutte contre l'excès d'acide urique et contre la goutte.

• Hyperpigmentation

Elle aurait un effet éclaircissant sur les taches mélaniques de la peau : zones de pigmentation excessive et masque de grossesse.

Propriétés physiques connues

• Carminatif - Stimulant

L'huile essentielle de Céleri tonifie les fonctions digestives et favorise les sécrétions digestives.

• Diurétique

L'huile essentielle de Céleri est fortement diurétique. La plante elle-même a de tout temps été utilisée dans les cas de maladies des reins et du cœur qui s'accompagnent d'insuffisance de diurèse.

• Métabolisme

Elle active le métabolisme, aide à maigrir et à éliminer par voie urinaire.

Propriétés psychiques

L'huile essentielle de Céleri est tonique. C'est une huile dite «chaude» qui lutte contre la dépression, la tristesse et la mélancolie. Elle mobilise pour cela l'énergie psychique au niveau des reins, ce qui procure une sensation de courage et de soulagement. C'est dans cette région que la peur peut produire des phénomènes réflexes à l'origine de troubles de la diurèse. Ces troubles peuvent aller jusqu'à la cystite psychogène. Cette huile essentielle, lorsqu'elle est inhalée ou utilisée en frictions sur la région des reins, peut aider à lutter contre ces effets négatifs.

Elle a une action est revigorante sur les personnes fatiguées nerveusement et psychiquement.

Modalités d'utilisation

Par voie interne, de 2 à 6 gouttes par jour pour les troubles digestifs ou urinaires.

Pour stimuler les facultés psychiques, il suffit de respirer l'huile essentielle dans son flacon ou quelques gouttes versées sur un mouchoir.

En frictions sur le ventre pendant l'accouchement, diluée à 5 % dans de l'huile d'Olive avec de l'huile essentielle de Girofle diluée également à 5 %, ou sur les reins en cas de troubles urinaires nerveux.

Toxicité

Il n'y a pas de toxicité aux doses habituelles, mais l'huile essentielle de Céleri est interdite pendant la grossesse, car elle donne des contractions utérines et est abortive. Néanmoins, elle peut être utilisée au moment de l'accouchement, mais seulement sur prescription médicale.

Ciste

(*Cistus ladaniferus L.*)

Description

L'huile essentielle de Ciste est extraite d'une gomme qui s'écoule d'un arbrisseau originaire d'Asie Mineure qui s'est acclimaté dans l'ensemble des pays méditerranéens. Cette plante était utilisée par les thérapeutes grecs pour resserrer les plaies et soigner les dysenteries avec saignement. Elle guérissait avec succès les plaies infectées purulentes et saignantes.

Principaux constituants

Le Ciste contient des terpènes antiseptiques : du pinène, du camphène, du bornéol, de l'eugénol et du thymol.

Pathologies

- Dysenterie - Hémorragie digestive

L'huile essentielle de Ciste désinfecte les voies digestives et favorise la cicatrisation interne du tube digestif.

- Ulcères putrides

Les plaies infectées et qui ne guérissent pas peuvent être soignées avec cette huile essentielle.

Propriétés physiques connues

- Antihémorragique - Antiseptique - Cicatrisant

L'huile essentielle de Ciste possède ces trois propriétés à la fois. Elle resserre les tissus et raccourcit la durée de cicatrisation.

- Antiviral

L'huile essentielle de Ciste est également employée dans les cas de maladies infectieuses, notamment la coqueluche, la rougeole et la varicelle.

- Régulateur immunitaire

Elle aurait un effet régulateur sur l'immunité dans les cas de maladies auto-immunes caractérisées par un excès d'anticorps avec destruction des tissus. Des travaux ont fait état d'une action dans les cas de polyarthrite chronique, de sclérose en plaques et de recto-colite hémorragique.

Propriétés psychiques

L'huile essentielle de Ciste est un bon régulateur du tempérament cyclothymique. Elle tempère les excès d'inquiétude et limite l'influence de l'environnement sur la nature sensible du mental. Elle a été utilisée pour calmer les tendances excessives que certains décrivent comme hystériques. Cette huile a une odeur agréable et apaisante qui agit sur le mental en créant un sentiment de protection et en renforçant la notion d'identité de soi. Elle est en relation avec le thymus, qu'elle équilibre. Ce dernier contrôle à la fois l'immunité et la lutte contre les infections, notamment virales.

Modalités d'utilisation

L'huile essentielle de Ciste peut être appliquée, diluée à 10 % dans de l'huile d'Olive ou de Millepertuis, en frictions sur les rhumatismes ou goutte à goutte sur les plaies.

Dans les cas de maladies internes, il est courant de la prescrire, diluée à 1 ou 3 % dans de la teinture de la plante entière, pour ses vertus antihémorragiques et astringentes.

Elle peut être administrée en gélules ou en gouttes (de 2 à 3 gouttes, 3 à 4 fois par jour), sur prescription médicale.

En inhalation ou en brumisation dans les locaux, elle crée des ambiances agréables, tout en agissant sur le psychisme.

Toxicité

Il n'y a pas de toxicité connue aux doses thérapeutiques. Cependant, cette huile n'est pas conseillée chez le nourrisson et le tout jeune enfant.

Citron

(*Citrus limonum L.*)

Description

Il existe plusieurs variétés de Citron, mais les huiles essentielles extraites des zestes, quelle que soit la variété de Citron, ont à peu près toutes les mêmes vertus. Cependant, il faut savoir que le Citron vert, qui n'est pas encore mûr, est plus riche en huiles essentielles. Bien qu'utilisée principalement depuis le XVIIe siècle, époque à laquelle on lui attribua très vite une activité sur le cœur, le cerveau et l'estomac, l'huile essentielle de Citron fait partie de celles qui possèdent le plus de vertus.

Principaux constituants

L'huile essentielle de Citron contient des terpènes, du limonène, du pinène, du camphène, du linalol, du citral, du citronnellal, diverses coumarines, de la bergamotine et de l'ombelliférone.

Pathologies

- Arthrite - Goutte

L'huile essentielle de Citron agirait comme dépuratif du sang, sur la goutte et l'arthrite.

- Coliques néphrétiques

Cette huile essentielle aurait la vertu de dissoudre les calculs, tout en luttant contre les spasmes des voies urinaires.

• Insuffisance biliaire

Cette huile essentielle est un bon antispasmodique et un draineur de la vésicule biliaire.

Propriétés physiques connues

• Antibactérien

L'efficacité de l'huile essentielle de Citron, à la fois sur le bacille tuberculeux, le streptocoque, le staphylocoque et le méningocoque, a été mise en évidence par de nombreux auteurs.

• Antiviral

L'huile essentielle de Citron est un bon antiviral, agissant notamment sur le virus des verrues. Par voie interne, elle a une action sur les virus respiratoires, et sur celui de la grippe.

• Décongestionnant

L'huile essentielle de Citron fluidifie le sang artériel, favorise la circulation, et lutte contre les spasmes artériels nerveux. Comme les huiles extraites du Cédrat ou de l'Oranger, elle lutte contre l'insomnie nerveuse.

• Fluidifiant sanguin - Réparateur vasculaire

Cette huile aide à réparer les parois des petits vaisseaux sanguins. Sa richesse en coumarines en fait un bon fluidifiant du sang.

• Vermifuge

C'est un bon vermifuge agissant notamment sur le tænia, les oxyures et les vers intestinaux en général.

Propriétés psychiques

L'huile essentielle de Citron est tonique : elle stimule le foie et les glandes endocrines. Elle agit sur le plexus solaire en luttant de manière active et protectrice contre les effets néfastes du stress. En général, on peut dire que cette huile renforce l'énergie psychique et favorise la guérison de la plupart des maladies liées à un manque d'énergie.

Modalités d'utilisation

Par voie interne, de 2 à 6 gouttes par jour pour les problèmes décrits, avec du miel ou du sucre roux.

En brumisation dans l'atmosphère pour lutter contre les maladies infectieuses.

Pour stimuler les facultés psychiques, il suffit de respirer l'huile essentielle dans son flacon ou quelques gouttes versées sur un mouchoir.

En cas de maladie virale, faire des inhalations avec quelques gouttes d'huile essentielle de Citron, de Thym et de Lavande.

Sur les verrues, appliquer quelques gouttes d'huile essentielle de Citron diluées dans du vinaigre.

Toxicité

Il n'y a pas de toxicité aux doses habituelles, sauf si l'on a la peau fragile, car cette huile essentielle peut se révéler légèrement corrosive et photosensibilisante.

Citronnelle

(*Cymbopogon narduus L.*
ou *Cymbopogon winterianus Jowitt*)

Description

La Citronnelle est une herbe qui pousse à l'état sauvage en chaumes disposés en touffes, et dont l'odeur est citronnée. Il en existe de très nombreuses variétés. Selon le sol où elles se développent, elles renferment des constituants différents, ce qui a conduit à des terminologies botaniques diverses. En fait, on les trouve dans toutes les régions tropicales, depuis l'Afrique, en passant par l'Inde, jusqu'à Ceylan. La plus recherchée est la Citronnelle de Java (*Cymbopogon winterianus Jowitt*), car c'est la plus anti-inflammatoire, mais on peut aussi utiliser la Citronnelle de Ceylan (*Cymbopogon narduus L.*) qui possède également cette propriété. En Inde et en Afrique, il existe des plantes voisines, comme le Palmarosa et le Lemongrass, ou «Fausse Citronnelle», d'odeur plus citronnée (voir à ces dénominations). On rencontre parfois ces plantes sous leurs dénominations anciennes d'Andropogon ou de Schoenanthe. La Citronnelle est efficace en cas d'eczéma et de bronchite.

Principaux constituants

Les deux huiles essentielles de Citronnelle que nous décrivons ici sont à peu près équivalentes, mis à part le fait que celle de Java renferme davantage de citronnellal (plus du double que celle de Ceylan). L'une et l'autre contiennent à peu près autant de géraniol et de citronnellol.

Pathologies

- Eczémas

Cette huile est très efficace pour soigner les eczémas en phase inflammatoire et les lésions cutanées infectées.

- Rhumatismes

Comme elle calme l'inflammation, elle peut être utilisée en cas de rhumatismes.

Propriétés physiques connues

- Anti-inflammatoire

L'huile essentielle de Citronnelle est un puissant anti-inflammatoire, actif sur toutes les inflammations du tube digestif, des poumons et de la peau.

- Antiseptique

Elle agit sur certaines variétés de staphylocoques, notamment le staphylocoque doré et le staphylocoque blanc de la peau.

- Répulsif

La Citronnelle est vantée, tant en Afrique qu'en Inde, pour son effet répulsif sur les moustiques.

Propriétés psychiques

L'huile essentielle de Citronnelle agit sur la partie matérielle de notre être. Elle favorise le rééquilibrage psychique entre les aspects physiques et spirituels, et aide à faire disparaître les blocages qui provoquent des inflammations. Elle tempère tous les excès et renforce l'action anti-inflammatoire et décongestionnante de la Force Vitale.

Modalités d'utilisation

En cas d'inflammation, on peut prendre 1 à 2 gouttes 3 fois par jour.

Pour guérir les poussées d'eczéma, on l'utilise diluée à 1 % avec de la Camomille dans du cérat.

En cas d'inflammation des bronches, elle peut être prescrite sous forme de suppositoires à base de Citronnelle.

Pour éloigner les moustiques, mettre 1 à 2 gouttes près de la fenêtre de la chambre à coucher, ou sur le poignet avec une goutte d'huile essentielle d'Eucalyptus.

Toxicité

Il n'y a pas de toxicité aux doses médicinales.

Copahu

(*Copaifera officinalis L.*)

Description

Le Copahu, appelé aussi improprement «Baume de Copahu», est une résine qui coule spontanément de plusieurs variétés d'arbres de la forêt brésilienne, dont on incise le tronc pour qu'elle soit plus abondante. L'huile essentielle de Copahu, connue depuis le XVIIe siècle, faisait l'objet d'un intense commerce tant ses vertus curatives étaient réputées. Au début du siècle, les médecins l'utilisaient avec succès pour soigner les infections génitales et urétrales, ainsi que les plaies infectées et les ulcères.

Principaux constituants

Le Copahu contient des terpènes qui lui confèrent ses vertus antiseptiques : copaène, cubébène, caryophyllène, cadinène.

Pathologies

- Arthrite

Utilisée en frictions sur les articulations enflammées, elle calme la douleur et les gonflements.

- Bronchite

Elle est antiseptique et favorise l'expectoration en cas d'excès de sécrétions de mucus encombrant les bronches.

Propriétés physiques connues

- Antiseptique - Cicatrisant

L'huile essentielle de Copahu est à la fois antiseptique, anti-inflammatoire et cicatrisante ; on peut l'utiliser sur les plaies qui ne cicatrisent pas, surtout dans les pays tropicaux où l'humidité perturbe la guérison des blessures. Elle est également très efficace sur les furoncles, les kystes infectés et les eczémas infectieux.

- Désinfectant génito-urinaire

L'huile essentielle de Copahu est active sur les infections génitales de l'urètre. Cette essence entrait dans le traitement "minute" de la blennorragie. Diverses infections génitales peuvent être améliorées par cette huile essentielle, qui soigne également les urétrites.

Propriétés psychiques

L'huile essentielle de Copahu a une odeur agréable. Elle renforce les surrénales et nous aide à nous adapter au stress et aux conditions extérieures défavorables. Elle renforce la vivacité mentale et nous aide à changer en nous adaptant aux événements.

Modalités d'utilisation

Quelques gouttes sur les plaies, furoncles et kystes qui ne guérissent pas.

En frictions, pure ou diluée à moitié dans de la teinture du Copahu, en cas de douleurs articulaires ou de mal au dos.

En inhalation : quelques gouttes dans de l'eau chaude, ou en brumisation dans l'atmosphère.

Toxicité

Il n'y a pas de toxicité connue pour cette huile essentielle.

Coriandre

(*Coriandrum sativum L.*)

Description

La Coriandre est ainsi nommée à cause de son odeur assez désagréable qui ressemble à celle de la punaise. Les Grecs lui donnèrent le nom de *koriandron*, de *koris*, punaise, et *andron*, mâle, ce qui peut se traduire par «mari de la punaise». Lors de la dessiccation, cette odeur disparaît comme par enchantement pour laisser place à une agréable senteur aromatique, celle de son huile essentielle. Les anciens thérapeutes grecs ont décrit les vertus carminatives, digestives et stimulantes de cette plante. Comme les autres huiles extraites des graines chaudes et sèches, celle de Coriandre facilite la digestion.

Principaux constituants

L'huile essentielle de Coriandre contient des terpènes, du limonène, du terpinène, du cymène, du géraniol, du linalol, de l'ombelliférone, du bergaptène, ainsi qu'un peu de camphre et de coumarines.

Pathologies

• Cystite

L'huile essentielle de Coriandre agit à la fois sur les colibacilles, germes les plus fréquemment rencontrés dans les cystites, et sur les troubles nerveux réflexes appelés cystalgies.

• Typhoïde

Diverses études ont montré son efficacité sur le bacille de la fièvre typhoïde.

Propriétés physiques connues

• Antalgique

Elle calme les douleurs d'origine musculaire, notamment les crampes d'estomac.

• Digestif - Estomac

L'huile essentielle de Coriandre favorise la digestion. Elle lutte contre les fermentations, les coliques et l'aérophagie, stimule la sécrétion gastrique et aide à digérer. Elle prévient les flatulences et les ballonnements de l'estomac qui surviennent juste après les repas.

• Tonique

Elle est stimulante, et même euphorisante.

Propriétés psychiques

L'huile essentielle de Coriandre agit à la fois sur l'estomac, le plexus solaire et les surrénales, qu'elle tonifie. Elle apporte la joie, le tonus et la gaieté, est euphorisante et renforce l'énergie psychique. Son effet se porte aussi sur la région pinéale. Elle aide à incorporer les éléments matériels et à les unir aux éléments spirituels. De ce fait, elle crée l'harmonie avec une note de joie. Cette huile est utile en cas de fatigue, de manque d'entrain, de tristesse, d'inconstance, de somnolence et de dépression.

Modalités d'utilisation

Par voie interne, de 4 à 8 gouttes par jour en cas de troubles digestifs, pour faciliter l'action de l'estomac, ou dissoute dans de la teinture des plantes correspondantes : 1 goutte pour une cuillère à café de teintures de Cumin, Carvi, Fenouil, Aneth, Anis et Coriandre.

Pour stimuler les facultés psychiques, il suffit de respirer l'huile essentielle dans son flacon ou quelques gouttes versées sur un mouchoir.

En frictions sur le ventre en cas de ballonnements, de coliques ou de lourdeurs d'estomac, pure ou diluée à 5 % dans de l'huile d'Olive ou une teinture mère.

Toxicité

Il n'y a pas de toxicité décrite pour cette huile essentielle aux doses normales, mais il est préférable de ne pas la donner aux enfants et encore moins aux nourrissons.

Cubèbe

(*Piper cubeba L.*)

Description

Appelé aussi «Poivre à queue», d'où son autre dénomination botanique de *Piper caudatum*, le Cubèbe est un arbuste qui pousse dans les îles de Sumatra et de la Réunion. Il était utilisé comme épice et employé en usage thérapeutique, comme le Copahu, pour soigner les maladies génitales.

Principaux constituants

Le Cubèbe contient un terpène qui lui confère ses vertus antiseptiques et fait sa caractéristique : le cubébène.

Propriétés physiques connues

- Désinfectant génito-urinaire

L'huile essentielle de Cubèbe est efficace sur l'ensemble des infections génitales, tant masculines que féminines. Elle agit très rapidement dès le troisième jour.

- Tonique digestif

L'essence de Cubèbe a un effet très fortement stimulant sur les voies digestives et les sécrétions.

Propriétés psychiques

L'huile essentielle de Cubèbe est forte, épicée et âpre. Elle est tonique et renforce l'énergie psychique, mais il ne faut pas en abuser, car elle peut à long terme provoquer un épuisement nerveux.

Modalités d'utilisation

Quelques gouttes diluées dans de l'huile d'Olive en massage du bas-ventre et du ventre, en cas de troubles digestifs et d'aérophagie.

En prise interne, associée au Copahu, soit en ovules gynécologiques, soit en gélules, mais seulement sur prescription médicale.

Toxicité

Il n'y a pas de toxicité connue pour cette huile essentielle. Cependant, son action se révèle rapidement irritante pour le tube digestif, ce qui peut provoquer de la diarrhée. En principe, il ne faut pas dépasser dix jours de traitement.

Cyprès

(*Cupressus sempervirens Rehd.*)

Description

Il est inutile de décrire cet arbre, car nous pensons que chacun sait à quoi il ressemble. En revanche, les vertus curatives décongestionnantes de l'huile essentielle sont très intéressantes. En Égypte ancienne, on utilisait la poudre de graines séchées finement pulvérisées sur les plaies pour les cicatriser, en particulier lors de la circoncision. Hippocrate vante les noix de Cyprès pour soigner les hémorroïdes, le prolapsus rectal et les marisques (replis de peau externes qui apparaissent au niveau de la marge anale et sont secondaires à la sclérose d'une des veines hémorroïdaires).

Principaux constituants

L'huile essentielle de Cyprès est riche en terpènes – pinène et carène du sempervirol – et en acides néo-cupressiques.

Pathologies

- Hémorroïdes

L'huile essentielle de Cyprès agit sur toutes les congestions du petit bassin, et de ce fait, peut être associée à la teinture d'Hamamélis.

• Infections urinaires

Parce qu'elle est désinfectante, elle peut être associée aux huiles antiseptiques urinaires pour favoriser la décongestion.

• Toux

L'huile essentielle de Cyprès est un désinfectant respiratoire ; elle calme la toux et était autrefois préconisée pour soigner la coqueluche et les toux quinteuses.

• Troubles gynécologiques

Cette huile essentielle est indiquée en cas de troubles veineux liés aux règles ou à la ménopause.

• Troubles prostatiques

L'huile essentielle de Cyprès est un bon décongestionnant prostatique à utiliser systématiquement en cas de douleurs et de congestions dans le bas-ventre.

Propriétés physiques connues

• Décongestionnant veineux

L'huile essentielle de Cyprès est décongestionnante pour les veines et les lymphatiques. Elle agit sur toutes les affections du système veineux : varices, congestion veineuse, inflammation variqueuse, hémorroïdes et saignements hémorroïdaires.

Propriétés psychiques

Étant donné qu'elle lutte contre les excès et les blocages sanguins, tout en étant décongestionnante, cette huile a un effet sur les organes en relation avec la circulation, notamment le cœur et les capillaires, mais également sur les fonctions psychiques qui leur correspondent. Elle favorise ainsi le repli sur soi, l'introspection, la détente psychique, la méditation, le calme et la paix profonde. Elle permet également d'élever nos pensées vers les choses essentielles de la vie et de l'après-vie. Les anciens Égyptiens l'utilisaient beaucoup en relation avec le passage, ou «transition», vers l'au-delà. Le Cyprès est d'ailleurs toujours resté un arbre des cimetières. L'huile essentielle de Cyprès favorise le retour à l'unité.

Modalités d'utilisation

L'huile essentielle de Cyprès peut être utilisée pure à raison de 3 à 6 gouttes par jour, ou diluée à 1 % dans de la teinture d'Hamamélis.

Localement, on peut l'appliquer pure en cas d'urgence, comme lors de poussées d'hémorroïdes, ou l'employer diluée à 5 % dans de l'huile de Millepertuis ou de l'huile de Calophylle près des zones congestionnées.

En inhalation, en cas de toux ou de problèmes respiratoires : 2 à 3 gouttes dans un bol d'eau bouillante.

En brumisation dans l'atmosphère pour créer une note de calme et de sérénité.

En bains, pure ou diluée à 10 % dans un dispersant naturel qui la rend miscible dans l'eau (une cuillère à soupe de ce mélange pour une baignoire).

Toxicité

En principe, il n'y a pas de toxicité aux doses médicinales.

Élémi

(*Canarium luzonicum Miq.*)

Description

L'Élémi est une résine qui coule lorsqu'on incise le tronc de certains arbres originaires des Philippines. Cette résine a été utilisée depuis le XVe siècle pour soigner les plaies torpides et les ulcères. On la retrouve mentionnée dans divers baumes vulnéraires préconisés pour cicatriser les plaies. Si l'on compte le nombre de baumes et d'onguents qui la renferment, elle devait être très efficace.

Principaux constituants

L'Élémi contient des terpènes, dont un qui lui est propre, l'élémène, ainsi que du phellandrène et de l'élémol.

Propriétés physiques connues

- Cicatrisant

L'huile essentielle d'Élémi peut être utilisée pour soigner toutes les sortes de plaies qui guérissent mal, ainsi que les ulcères, escarres, et autres plaies torpides et atones.

Propriétés psychiques

Non expérimentées.

Modalités d'utilisation

Quelques gouttes sur les plaies atones, les ulcères, les furoncles et les kystes qui ne guérissent pas. L'huile peut être utilisée pure ou diluée dans une crème ou un onguent. Elle peut être associée à de l'argile verte.

Toxicité

Il n'y a pas de toxicité connue par voie externe.

Encens

(*Boswellia carterii B.*)

Description

L'Encens est une gomme résineuse qui s'écoule d'un arbre originaire d'Arabie. L'huile essentielle est obtenue par la distillation de cette gomme. L'Encens, sous forme de perles de résine et d'huile essentielle, était déjà utilisé en ancienne Égypte, puisqu'on en brûlait dans les temples lors des cérémonies sacrées. Ses usages médicinaux étaient moins connus, mais il est certain qu'on le préconisait déjà pour cicatriser les plaies profondes et les ulcères.

Principaux constituants

L'Encens contient des substances caractéristiques : l'olibanol et l'incensoloxyde, ainsi que d'autres alcools. Il renferme également des terpènes qui lui confèrent ses vertus antiseptiques.

Pathologies

- Bronchite

L'huile essentielle d'Encens est expectorante et aide à éliminer les mucosités bronchiques. C'est un excellent antiseptique bronchique.

Parce qu'il a des vertus sudorifiques et que c'est un antiseptique respiratoire, les Anciens utilisaient l'Encens en fumigation pour soigner la plupart des maladies pulmonaires.

Propriétés physiques connues

- Antiseptique - Cicatrisant

La gomme d'Encens en poudre et l'huile essentielle ont des vertus antiseptiques. L'Encens permet de faire remonter les tissus et de fermer les ulcères, même profonds. Il est en général assez bien supporté, malgré un pouvoir détergent marqué.

Propriétés psychiques

L'Encens stimule sélectivement la glande pinéale et agit sur les perceptions spirituelles. Qu'il soit brûlé lors des cérémonies mystiques ou utilisé sous la forme d'huile essentielle, il procure des sensations élevées, peut-être parce qu'il a toujours été associé aux principes spirituels, au travail mystique et à la prière.

Modalités d'utilisation

Quelques gouttes sur les ulcères ou les plaies qui cicatrisent mal.

En inhalation : quelques gouttes dans de l'eau chaude, ou en brumisation dans l'atmosphère.

Il entre dans diverses compositions anciennes, associé au Galbanum et à la Myrrhe, notamment sous forme de laques cicatrisantes.

Toxicité

Il n'y a pas de toxicité connue.

Estragon

(*Artemisia dracunculus L.*)

Description

L'Estragon est entré dans l'art culinaire au Moyen Âge. Ce que l'on sait moins, c'est qu'il a d'importantes vertus curatives, notamment sur l'intestin, et qu'il agit comme antispasmodique et comme sudorifique.

Principaux constituants

L'huile essentielle d'Estragon contient des phénols – notamment l'anéthol, qui rappelle le Fenouil – du phellandrène, de l'ocimène et du méthylchavicol, ainsi que des coumarines.

Pathologies

- Coliques néphrétiques

Les douleurs liées au spasme réactionnel des voies urinaires peuvent être atténuées, et le spasme en partie réduit, par des frictions avec cette huile essentielle.

- Contractures musculaires

Elle aide à faire disparaître les spasmes musculaires et peut être associée dans des compositions avec le Romarin camphré et la Lavande.

- Digestion

L'huile essentielle d'Estragon stimule la digestion, favorise les sécrétions digestives, évite la fermentation, et lutte contre l'aérophagie. Ce faisant, elle évite les colites et les inflammations liées à la mauvaise digestion.

Propriétés physiques connues

- Antispasmodique

Cette huile contient des molécules très fortement antispasmodiques, très efficaces en cas de douleurs liées aux spasmes digestifs et aux coliques digestives.

Propriétés psychiques

L'huile essentielle d'Estragon agit surtout sur le plexus solaire dont elle élimine les tensions. Elle apaise en cas de spasmes musculaires du ventre, lorsqu'on a la sensation d'avoir l'estomac noué, ou quand le plexus solaire est perturbé. Cette huile essentielle est donc calmante. Elle équilibre l'énergie psychique et aide à se libérer des pensées obsédantes qui peuvent perturber les repas et entraîner de mauvaises digestions. Elle fait disparaître les blocages psychologiques qui contractent les muscles.

Modalités d'utilisation

2 à 3 gouttes (mais pas plus), dans des plats difficiles à digérer, ou dans une infusion de Tilleul par exemple, après le repas, en cas de problème d'aérophagie.

En frictions, pure sur le creux de l'estomac ou la région des reins en cas de douleurs, bien sûr après avoir consulté un médecin pour savoir l'origine du mal.

En frictions avec le Lavandin et le Romarin camphré en cas de torticolis.

Toxicité

Il n'y a pas de toxicité aux doses habituelles, mais il ne faut pas abuser de cette huile essentielle.

Eucalyptus

Il existe de très nombreuses variétés d'Eucalyptus qui poussent, tant en Europe sur le pourtour de la Méditerranée, qu'en Afrique et en Australie. Ce sont des arbres gigantesques, originaires de Tasmanie, utilisés au XVIIIe siècle pour leur action sur la fièvre et les maladies respiratoires. L'huile essentielle que l'on extrait des feuilles est fortement active sur les bronches ; elle provoque la sécrétion d'un mucus antiseptique très productif. C'est l'huile essentielle des poumons par excellence. Nous parlerons seulement de trois variétés : l'Eucalyptus citronné, l'Eucalyptus globuleux – le plus utilisé – et l'Eucalyptus officinal. Il existe d'autres variétés d'Eucalyptus dont les indications médicales sont fonction des aromatogrammes.

Eucalyptus citronné

(*Eucalyptus citriodora Hook.*)

Description

Comme son nom l'indique, l'huile essentielle de cet Eucalyptus a une odeur citronnée. Son efficacité se rapproche donc de celle des huiles des différentes variétés de Citronnelle.

Principaux constituants

L'huile essentielle d'Eucalyptus citronné est riche en citronnellol, en citronnellal, et un peu en géraniol.

Propriétés physiques connues

- Anti-inflammatoire

L'huile essentielle d'Eucalyptus citronné est une référence en matière de lutte contre l'inflammation, particulièrement dans les cas de rhumatismes inflammatoires. Elle est également efficace dans les inflammations de la plèvre et des poumons, ainsi que dans celles de la peau.

Propriétés psychiques

L'huile essentielle d'Eucalyptus citronné régularise les fonctions du thymus et limite les conséquences excessives des tempéraments empathiques. Dans certaines situations, il peut arriver que l'on ressente les douleurs, la tristesse ou les pensées négatives d'une personne. Celles-ci peuvent nous affecter et produire en nous des conditions négatives du même ordre. Si notre moi psychique est trop influencé par de telles sensations, cela peut engendrer des troubles. Cette huile essentielle est efficace dans ce cas précis.

Modalités d'utilisation

En inhalation : 3 gouttes dans un bol d'eau bouillante, que l'on placera ensuite dans la chambre à coucher, ou en brumisation dans les locaux.

On peut aussi tout simplement respirer le flacon qui contient l'huile essentielle, car celle-ci se diffuse très bien dans l'atmosphère.

En usage externe, diluée comme la précédente sur les lésions de la peau infectées.

Toxicité

Il n'y a pas de toxicité avec l'huile d'Eucalyptus citronné aux doses habituelles.

Eucalyptus globuleux

(*Eucalyptus globulus Labill.*)

Description

L'Eucalyptus globuleux est le plus anciennement utilisé et le plus recherché, le moins rare peut-être, puisque le plus vanté sur le plan thérapeutique. C'est de son huile essentielle que l'on extrait l'eucalyptol qui sert dans de nombreux médicaments. Cependant, il vaut mieux utiliser la totalité de l'huile, car elle est plus efficace que l'eucalyptol seul.

Principaux constituants

L'huile essentielle d'Eucalyptus globuleux est riche en eucalyptol, en phellandrène, en cinéole, et en terpènes.

Pathologies

- <u>Dermatoses infectées</u>

Comme elle est active sur le staphylocoque qui est un germe très souvent rencontré sur la peau, on peut l'utiliser sur les lésions cutanées.

Propriétés physiques connues

- <u>Antiseptique O.R.L.</u>

Comme elle le fait au niveau des bronches, cette huile essentielle diffuse dans toute la sphère O.R.L. : les sinus, le nez, l'arrière-gorge, les amygdales, ainsi que dans les gencives. Elle y exerce son action antiseptique.

- Antiseptique respiratoire

C'est l'huile essentielle de référence pour tous les problèmes respiratoires. Elle agit sur les bactéries du genre streptocoque, staphylocoque doré, pneumocoque, colibacille, et également sur les mycoses, notamment les candidas albicans. Elle favorise la production du mucus qui englobe les germes, et permet ainsi de les éliminer. Elle augmente la toux car elle la rend productive, et donc efficace. Il ne faut pas s'étonner de “tousser gras”, car c'est le signe qui précède la guérison. Si le malade ne sait pas expectorer, il doit cracher.

- Antiseptique urinaire et digestif

Elle diffuse aussi un peu dans les voies digestives et urinaires, et favorise leur désinfection.

- Effet répulsif

L'huile essentielle d'Eucalyptus globuleux éloigne les moustiques et tue leurs larves.

Propriétés psychiques

L'huile essentielle d'Eucalyptus globuleux est tonique et agit très puissamment sur les centres de la respiration, le thymus et les poumons. En stimulant la protection psychique qu'exerce notre moi, elle crée un sentiment de protection, à la fois physique et psychique, contre toutes les agressions extérieures. Elle aide à se libérer de l'influence des pensées négatives par la confiance en soi qu'elle stimule. En renforçant les capacités respiratoires, cette huile favorise la lutte intérieure contre les idées fixes obsessionnelles et l'empoisonnement mental. Lorsqu'une pensée discordante nous envahit, il suffit souvent de faire une inspiration profonde pour s'en libérer. En général, les maladies respiratoires poussent à la désespérance, car on s'étouffe. L'Eucalyptus apporte une aide efficace dans ce cas précis.

Modalités d'utilisation

On utilise cette huile principalement en inhalation : 3 gouttes dans un bol d'eau bouillante, que l'on placera ensuite dans la chambre à coucher.

On l'emploie également en brumisation dans l'atmosphère pour désinfecter les locaux, en particulier la chambre à coucher.

Une solution d'huile essentielle d'Eucalyptus globuleux diluée de 1 à 5 % dans un gel ou de l'huile d'Olive peut être utilisée en frictions sur le sternum, entre les omoplates.

Une goutte pure ou diluée à moitié dans de l'huile d'Olive peut soigner les plaies qui guérissent mal.

Les pharmaciens, sur prescription médicale, peuvent faire des préparations de suppositoires à base d'Eucalyptus. Cette voie d'absorption est extrêmement efficace, car elle permet à l'huile essentielle de diffuser en priorité dans les voies aériennes, par les lymphatiques et les bronches.

Toxicité

Il n'y a pas de toxicité pour l'huile essentielle d'Eucalyptus globuleux. Cependant, il faut éviter d'en donner aux nourrissons et aux jeunes enfants à cause de sa diffusion à travers la peau qui peut rendre l'huile toxique pour eux. Il faut tenir compte du fait que le poids et la surface corporelle des nouveaux-nés et des enfants sont de dix à vingt fois selon l'âge inférieurs à ceux des adultes.

Eucalyptus officinal

(*Eucalyptus radiata Sieb ex DC.*)

Description

L'huile essentielle d'Eucalyptus officinal est la plus utilisée après celle d'Eucalyptus globuleux, mais elle est moins connue. Pourtant, son parfum est bien plus subtil et agréable. De plus, outre le fait qu'elle possède les mêmes effets que l'*Eucalyptus globulus,* elle est anti-inflammatoire.

Principaux constituants

L'huile essentielle d'Eucalyptus officinal est riche en linalol, bornéol, géraniol, en myrténal, et surtout en cinéole.

Pathologies

- Dermatoses - Eczémas infectés

Associée à la Citronnelle, cette huile guérit les poussées d'eczémas infectés.

Propriétés physiques connues

- Antiseptique O.R.L.

Comme l'huile essentielle d'Eucalyptus globuleux, l'huile essentielle d'Eucalyptus officinal est un bon antiseptique O.R.L., ayant en plus une action anti-inflammatoire.

- Antiseptique respiratoire

Cette huile essentielle agit sur les bactéries telles que le streptocoque et le staphylocoque doré. Elle aide à éliminer le mucus bronchique, et lutte contre l'inflammation en cas de trachéite et de bronchite.

- Antiviral

L'huile essentielle d'Eucalyptus officinal est un bon antiviral.

Propriétés psychiques

L'huile essentielle d'Eucalyptus officinal agit sur le thymus. Elle rééquilibre les fonctions psychiques en relation avec cette glande, apaise les troubles liés au moi et à l'amour propre, et aide à se libérer des craintes et de l'anxiété. Cette huile contribue en particulier à neutraliser les agressions psychiques et à diminuer l'agressivité intérieure qui pourrait s'ensuivre, notamment lorsque ces agressions proviennent des pensées envahissantes et négatives de l'entourage.

Modalités d'utilisation

On utilise cette huile principalement en inhalation : 3 gouttes dans un bol d'eau bouillante, que l'on placera ensuite dans la chambre à coucher.

On l'emploie également en brumisation dans l'atmosphère pour désinfecter les locaux.

On peut l'utiliser en applications externes sur les lésions enflammées, diluée de 1 à 5 % dans un cérat.

Toxicité

Il n'y a pas de toxicité avec l'huile d'*Eucalyptus radiata* aux doses médicinales.

Galbanum

(*Ferula galbaniflua L.*)

Description

L'huile essentielle de Galbanum est extraite de la gomme résineuse d'un arbrisseau d'Orient. Elle faisait partie des huiles sacrées utilisées dans les cérémonies par les anciens Égyptiens et les Hébreux.

Principaux constituants

L'huile essentielle de Galbanum contient des terpènes, du pinène, du limonène, de l'asarone et du cadinol.

Pathologies

- Bouffées de chaleur

Elle calme les bouffées de chaleur provoquées par la ménopause.

- Abcès

Cette huile aide à faire mûrir les abcès et les furoncles.

Propriétés physiques connues

- Antispasmodique - Calmant

L'huile essentielle de Galbanum est à la fois antispasmodique et stimulante en cas de maux d'estomac.

Propriétés psychiques

L'huile essentielle de Galbanum calme les excès glandulaires. Elle procure un apaisement du mental et, comme le Calamus, aide à retrouver un équilibre nerveux et à faire disparaître l'anxiété. Elle détend les nerfs tout en tonifiant le psychisme. Elle régulariserait les fonctions hypophysaires en cas d'excès d'activité.

Modalités d'utilisation

Mettre quelques gouttes sur un abcès pour le faire mûrir, puis appliquer dessus un cataplasme fait avec de l'argile verte, de l'eau et quelques gouttes d'huile essentielle.

En frictions sur le creux de l'estomac, pure ou diluée à moitié dans de l'alcool, contre les troubles digestifs ou les crampes d'estomac.

Pour les vertus mystiques, en brumisation dans l'atmosphère, associée à l'Encens et à la Myrrhe.

Toxicité

Il n'y a pas de toxicité décrite aux doses habituelles, mais il faut l'éviter chez le nourrisson, le jeune enfant et la femme enceinte.

Gaulthérie

(*Gaultheria procubens L.*)

Description

La Gaulthérie est un arbrisseau qui pousse en Amérique du Nord. Également appelée Wintergreen ou Palommier, elle était très utilisée par les Indiens, comme le Sassafras. Sa principale propriété est d'être fortement antalgique et anti-inflammatoire, car elle contient beaucoup de salicylate de méthyle. On reconnaît son odeur dans de nombreuses huiles d'embrocations pour les sportifs.

Principaux constituants

L'huile essentielle de Gaulthérie contient une forte concentration de salicylate de méthyle, forme tolérée de l'acide salicylique que l'on connaît mieux sous le nom d'«aspirine».

Pathologies

- Eczéma

Associée à la Camomille, elle agit sur l'inflammation de l'eczéma.

- Spasmes des coronaires

Cette huile essentielle dilate les coronaires. Elle est aussi active en cas d'artérite.

Propriétés physiques connues

- Antalgique - Anti-inflammatoire

La Gaulthérie a une action calmante sur les douleurs musculaires en cas de tendinite et de crampe. Elle est également efficace en cas d'arthrite et de rhumatismes.

- Stimulant hépatique

Elle stimule les fonctions anti-inflammatoires du foie lors des maladies infectieuses.

Propriétés psychiques

L'huile essentielle de Gaulthérie est un puissant tonique du système sympathique. Elle favorise l'afflux de sang pour soigner, et lutte contre les contractures et les spasmes, même lorsque ceux-ci sont d'origine psychique, comme dans la tétanie et la spasmophilie. Elle renforce la polarité positive de la Force Vitale par une action sur le cœur et l'hypophyse.

Elle aide le moi psychique à diriger la Force Vitale en jouant sur le système capillaire périphérique, appelé aussi cœur capillaire. Cette fonction cardiaque périphérique est dirigée par le système sympathique. La Gaulthérie renforce la concentration psychique dans nos organes, en particulier dans les muscles et les tendons.

Modalités d'utilisation

En embrocations, diluée à 5 ou 10 % dans de l'huile d'Amande douce, et en frictions sur les muscles avant l'effort physique. En cas de tendinite, d'épicondylite ou de tension musculaire, pure en frictions sur les zones douloureuses.

Pour stimuler les facultés psychiques, il suffit de respirer l'huile essentielle dans son flacon.

Toxicité

Cette huile n'est pas employée par voie orale, étant donné qu'elle diffuse à travers la peau son effet antalgique et antispasmodique. Elle est contre-indiquée chez le nourrisson, le jeune enfant et la femme enceinte.

Genévrier

(*Juniperus communis var. Montana*)

Description

Le Genévrier est utilisé depuis l'Antiquité, tant en art culinaire qu'en médecine. On en extrait l'huile de Cade en faisant brûler les rameaux et on l'utilise pour soigner les maladies de peau. Quant à l'huile essentielle, elle est extraite des baies plutôt que des rameaux. Elle était considérée par les Anciens comme un dépuratif du sang, un digestif et un antirhumatismal. On préfère la variété de montagne : le Genévrier des montagnes (var. *Montana*), aux variétés dites «Genévrier érigé à port dressé», communes dans les plaines.

Principaux constituants

L'huile essentielle est riche en terpènes antiseptiques, en esters du type bornyle et terpényle, ainsi qu'en junipérine.

Pathologies

- Maladies de peau

L'huile essentielle de Genévrier commun est à la fois détersive, antiseptique, anti-inflammatoire et cicatrisante. On peut donc l'utiliser pour de nombreuses maladies de peau en dilution dans des crèmes ou des huiles, notamment pour l'eczéma, le psoriasis et certaines dermites séborrhéiques.

• Rhinite

En inhalation, elle soulage la rhinite allergique.

Propriétés physiques connues

• Antiseptique

L'huile essentielle de Genévrier a une action antiseptique sur les voies urinaires et les organes génitaux.

• Dépuratif

Cette huile essentielle agit sur les émonctoires, qu'elle favorise. De ce fait, elle épure le sang des toxines et des déchets métaboliques qu'il contient. Cependant, il ne faut pas trop en abuser, car en stimulant les reins, cette huile peut aussi les fatiguer.

• Digestif

À faible dose, l'huile essentielle de Genévrier stimule la digestion.

Propriétés psychiques

L'huile essentielle de Genévrier est relaxante et calme les excès. Elle agit sur les reins et le thymus, et favorise l'harmonisation entre les aspects physiques, mentaux et psychiques. Cependant, si son effet sédatif aide lorsqu'on veut se détendre, son action soporifique peut gêner la méditation active. Cette huile est plutôt utile en cas de méditation passive, et pour favoriser le détachement et l'harmonisation en état de somnolence. Inhalée avant de dormir, elle favoriserait les rêves.

Modalités d'utilisation

Une goutte lors des repas en cas de troubles digestifs et pour épurer le sang.

En assaisonnement dans certains plats pour les rendre digestes : une à deux gouttes pour quatre personnes.

En frictions, diluée à 1 % dans de l'huile d'Olive sur les lésions dermatologiques suintantes.

En inhalation en cas de rhinite, associée à la Marjolaine.

En brumisation dans l'atmosphère pour désinfecter les locaux et favoriser le sommeil.

Toxicité

Il est recommandé de ne pas prendre pendant trop longtemps cette huile par voie orale. En revanche, il n'y a pas de toxicité en dilution sur la peau. Il est déconseillé d'en donner aux enfants et aux femmes enceintes.

Géranium rosat

(Pelargonium x asperum)

Description

Il existe de nombreuses variétés de Géranium rosat dans l'île de la Réunion, à Madagascar ou ailleurs en Afrique, notamment en Égypte où cette plante était cultivée dans l'Antiquité dans la région du lac Fayoum. Le Géranium rosat est aussi dénommé Pelargonium, bien qu'il n'ait rien à voir avec les variétés de Géraniums des jardins. Parmi les Pélargoniums qui produisent de l'huile essentielle, le Géranium rosat, dit «Bourbon», cultivé à l'île de la Réunion, est le plus connu. Cette essence est très prisée en parfumerie et en cosmétologie.

Principaux constituants

L'huile essentielle de Géranium rosat contient surtout deux alcools : le géraniol et le citronnellol, auxquels on doit son action relaxante, cicatrisante et anti-inflammatoire.

Pathologies

• Acné

Le Géranium rosat, variété Bourbon, est un bon anti-inflammatoire contre les boutons d'acné. La variété cultivée en Chine semble un peu plus efficace sur l'acné infectée.

• Aphtes - Gencives

Cette huile essentielle est utile pour la cicatrisation des aphtes et pour tonifier les gencives.

• Fissures anales - Hémorroïdes

L'essence de Géranium, associée à celle de Lavande, favorise la cicatrisation des fissures anales induites par les hémorroïdes. Elle s'utilise en application locale diluée dans de l'huile d'Olive ou de Millepertuis.

• Gastrite - Inflammation de l'estomac

Après avoir demandé l'avis du médecin, il est possible de prendre de l'huile de Millepertuis et d'y ajouter de l'essence de Géranium et de Lavande pour aider à cicatriser les gastrites, et même les ulcères. Dans le cas où l'on souffre de l'estomac, il faut toujours commencer par faire les examens médicaux qui montrent la nature de la lésion.

Propriétés physiques connues

• Anti-inflammatoire

L'action du Géranium rosat est faible sur le plan anti-inflammatoire, mais cette plante peut être associée à la Camomille et à la Citronnelle, par exemple en cas de colite ou de dermatose inflammatoire comme l'eczéma.

• Cicatrisant

L'huile essentielle de Géranium rosat est un bon cicatrisant ; elle est donc souvent incorporée dans des lotions, des huiles ou des crèmes cicatrisantes. On l'utilise pour favoriser la guérison des ulcères, des boutons d'acné, et en cas de mauvaise cicatrisation.

• Relaxant

Le Géranium rosat agit sur le système parasympathique : il calme, et son action porte notamment sur le cœur et le plexus solaire.

• Répulsif

Le Géranium, associé à la Citronnelle, est parfois utilisé contre les poux. Il faut alors en appliquer une goutte derrière la nuque avec un peu d'essence de Citronnelle et de Lavande.

Propriétés psychiques

L'odeur du Géranium est suave et apaisante. Elle calme les nerfs et est en relation avec le plexus cardiaque. L'action de l'huile essentielle de Géranium est proche de celle de l'huile essentielle de Rose. Le Géranium peut être utilisé à la place de la Rose s'il n'est pas possible de se procurer de l'essence de Rose qui est plus rare, et donc plus chère.

Cette huile agit sur le système parasympathique même en inhalation, ce qui procure une sensation d'apaisement et neutralise le stress. Son utilisation la rend propice à la méditation. Elle favorise l'élévation de la conscience et les perceptions cardiaques.

Modalités d'utilisation

En inhalation : quelques gouttes au bout des doigts ou sur le poignet.

Quelques gouttes sur la région centrale du thorax, en relation avec le plexus cardiaque.

Quelques gouttes sur une plaie qui cicatrise mal ou pour aider les boutons du visage à cicatriser. Pour les lésions muqueuses, quelques gouttes diluées dans de l'huile de Millepertuis.

En brumisation ou dans un bol d'eau chaude pour modifier l'ambiance et créer des conditions d'apaisement, dans les locaux professionnels par exemple.

Diluée dans de l'eau bicarbonatée (1 cuillère à café de bicarbonate de sodium pour un verre d'eau et 3 gouttes d'huile essentielle) contre les aphtes et les gingivites.

Toxicité

L'essence de Géranium est très utilisée et peu toxique, sauf à très forte dose.

Gingembre

(Zingiber officinalis L.)

Description

Le Gingembre était employé par les Grecs et les Chinois. Dioscoride le recommandait pour stimuler l'estomac. Au Moyen Âge, il était utilisé à la fois comme condiment et comme médecine. Hildegarde de Bingen le préconisait en cas de problèmes d'yeux ou de colique, et pour favoriser la digestion. Bien que n'étant qu'une racine, le Gingembre faisait partie des épices très recherchées, au même titre que la Girofle, le Poivre, la Cannelle et la Noix de muscade. L'huile essentielle que l'on en extrait est très forte et doit être utilisée avec prudence.

Principaux constituants

L'huile essentielle de Gingembre contient de nombreux terpènes : camphène, pinène, myrcène, limonène, phélandrène, zingibérène, curcumène, ainsi que des alcools, du type linalol, citronnellol et nérolidol.

Propriétés physiques connues

• Antalgique

Par voie externe, cette huile essentielle atténue les douleurs musculaires et articulaires rhumatismales.

• Stimulant

L'huile essentielle de Gingembre est un puissant tonique glandulaire et sexuel.

- Tonique et stimulant digestif

L'huile essentielle de Gingembre est un puissant stimulant digestif, en particulier de l'estomac dont elle augmente toutes les sécrétions, tout en favorisant l'épaississement de la paroi protectrice de ses cellules muqueuses.

Propriétés psychiques

L'huile essentielle de Gingembre réchauffe et agit sur le moral. Son odeur piquante et parfumée redonne des forces en cas d'inquiétude, de soucis ou de stress avec sensation d'estomac noué. Elle agit donc sur la sphère digestive, mais également en relation avec les glandes pituitaire et pinéale, car elle stimule la première et freine la seconde. Elle augmente donc l'éveil, le tonus psychique, et renforce toutes les capacités physiques et morales. Les personnes qui ont tendance à s'emporter rapidement ou qui sont sanguines doivent s'en abstenir, car elle échauffe l'esprit autant que le corps.

Modalités d'utilisation

En usage externe, quelques gouttes diluées à 5 ou 10 % dans de la teinture de Copahu en frictions sur les douleurs musculaires ou articulaires. En frictions sur l'estomac en cas de faiblesse de cet organe ou de mal-digestion avec gonflement de l'estomac.

Pour désinfecter les pièces et créer une ambiance chaude et tonique, associer le Gingembre à la Girofle ou à la Noix de muscade. En brumisation dans l'atmosphère, ne mettre qu'une goutte de ce mélange dans un excipient aqueux.

Par voie orale, ne pas dépasser une goutte. Utiliser seulement en cas de besoin pour une mauvaise digestion ou des lourdeurs d'estomac, et toujours en accord avec un médecin.

Toxicité

L'huile essentielle de Gingembre n'est pas toxique aux doses médicinales, mais elle est contre-indiquée pour les personnes hypertendues, pléthoriques et sanguines. Elle l'est également chez le nourrisson et la femme enceinte.

Girofle

(*Eugenia caryophyllata S.*)

Description

La Girofle est l'une des plus anciennes épices connues. Elle était utilisée autrefois comme le Poivre, la Cannelle ou la Noix de muscade. On en extrait une essence aux vertus très fortement antibiotiques.

Principaux constituants

L'eugénol est le constituant principal de l'huile essentielle de Girofle. Il est d'ailleurs utilisé en dentisterie pour ses vertus antalgiques et antiseptiques. L'huile essentielle contient en outre des terpènes : humulène et calacorène, ainsi que des oxydes comme le caryophyllène.

Pathologies

- Douleurs

Elle agit aussi comme antalgique et peut être associée à la Myrrhe dans de l'huile de Millepertuis, pour être utilisée en frictions.

- Infections dentaires

L'huile essentielle de Girofle est utile pour prévenir les infections dentaires et les abcès des gencives.

- Infections digestives

Depuis l'Antiquité, la Girofle n'est pas seulement utilisée comme condiment ; elle est également préconisée pour lutter contre les fermentations. En association avec la Cannelle, on lui reconnaît une action sur la colite infectieuse, les dysenteries (notamment sur les amibes).

- Parasites

On peut l'associer à la Citronnelle, à la Lavande et au Géranium, en dilution dans de l'huile, pour soigner les aoûtats et les piqûres d'insectes.

Propriétés physiques connues

- Antibiotique - Antiseptique

L'huile essentielle de Girofle est un très puissant antiseptique, actif à la fois sur les streptocoques et les staphylocoques dorés. Cependant, elle est assez corrosive, ce qui en limite la posologie. On peut l'utiliser en dilution sur les lésions de peau comme l'impétigo, les staphylococcies cutanées, ou diluée dans des gélules pour traiter les infections internes liées à ces germes, en particulier les infections intestinales.

- Stimulant

L'huile essentielle de Girofle est tonique, stimulante et excitante.

- Tonique utérin

On peut utiliser l'huile essentielle de Girofle pour favoriser les contractions utérines au moment de l'accouchement. Le clou de Girofle et la Noix de muscade font partie des plantes stimulantes. En décoction, elles doivent être prises seulement après la rupture de la poche des eaux. Elles favorisent l'accouchement, rendent les contractions plus efficaces et moins douloureuses.

Propriétés psychiques

L'huile essentielle de Girofle agit sur le cœur, le système nerveux neurovégétatif et sur tous les muscles. Elle aide à mobiliser l'énergie musculaire physique et psychique dans un but précis, et redonne force et vigueur. Elle doit être employée avec modération, car bien qu'elle soit plus tonique qu'excitante, son utilisation répétée peut créer de l'excitation et un épuisement nerveux. Ceci est d'ailleurs le cas de toutes les huiles essentielles extraites d'épices.

Elle est plus favorable à l'action dirigée et à la création mentale, qu'à la méditation, et le fait qu'elle mobilise l'énergie favorise la réalisation de projets. Elle tonifie la volonté, par exemple pour se libérer d'une mauvaise habitude ou pour renforcer les vertus. Cependant, cette huile essentielle ne donne pas d'inspiration particulière sur le plan mystique, comme c'est le cas de l'Encens ou de la Rose. Elle aide plutôt à mettre en pratique les inspirations que procurent ces deux essences.

Modalités d'utilisation

Quelques gouttes diluées dans de l'huile de Millepertuis en frictions sur les gencives ou sur une plaie, en cas de douleur ou d'infection.

En brumisation dans l'atmosphère pour désinfecter les pièces et créer une atmosphère tonique.

En gélules, associée à la Cannelle, sur prescription médicale, ou bien 3 gouttes par jour dans du miel pendant le temps nécessaire aux soins, selon l'avis du médecin. On peut encore la diluer à 1 % dans de la teinture de Quinquina ou de Cannelle.

Toxicité

Cette huile n'est pas toxique aux doses habituelles prescrites, mais peut se révéler allergisante et corrosive ; de plus, elle peut teinter la peau. Elle est contre-indiquée chez les personnes hypertendues, ainsi que chez les nourrissons et les femmes enceintes, sauf au moment de l'accouchement sur prescription médicale, car elle favorise les contractions utérines.

Hélichryse

(*Hélichrysum italicum G.*)

Description

L'Hélichryse possède la vertu de faire disparaître les hématomes. Cependant, étant anticoagulante, elle peut les provoquer au lieu de les soigner si la dose est trop forte. Elle est également connue sous le nom d'«Immortelle» et sous la dénomination botanique de *Gnaphalium stoechas*.

Principaux constituants

L'huile essentielle est riche en acétate et en butyrate de néryle, mais également en cétones qui peuvent être toxiques pour le système nerveux.

Pathologies

- Cholestérol

Certains auteurs ont fait état de la normalisation du rapport ApoA - ApoB (bon et mauvais cholestérol) grâce à l'absorption de cette plante. Cependant, les risques d'intoxication liés à la prise trop régulière de la plante en restreignent l'utilisation.

- Phlébite

En action locale à travers la peau, l'huile essentielle d'Hélicryse peut agir en dissolvant le caillot en voie de formation, et même lorsque celui-ci est constitué. De plus, elle a un effet sur les lésions anciennes en favorisant la cicatrisation des veines, en luttant contre leur inflammation et en diminuant les séquelles de la sclérose.

- Sclérose

L'huile essentielle d'Hélicryse a une action anti-sclérosante qui peut être utilisée dans de nombreuses maladies de dégénérescence du tissu conjonctif et des tendons, telles que les périarthrites, la rétraction des tendons des mains (maladie de Dupuytren), et les cicatrices vicieuses (chéloïdes).

Propriétés physiques connues

- Anticoagulant - Antihématome

L'huile essentielle d'Hélicryse est très efficace pour empêcher la survenue d'hématomes après un traumatisme. C'est certainement la substance la plus puissante pour dissoudre les caillots, même à travers la peau.

Propriétés psychiques

L'huile essentielle d'Hélicryse est active sur diverses parties du corps, notamment le foie et la circulation : elle aide à la dissolution et à l'élimination des déchets. Sur le plan psychique, étant donné qu'il y a souvent une relation entre les fonctions physiques et leurs contreparties psychiques, on peut associer l'Hélichryse à la purification, à la protection psychique et à la dissolution des pensées discordantes.

L'arôme de cette huile essentielle est cependant assez fort et entêtant, et certains ne le supportent pas, surtout s'ils ont le foie fragile. Les personnes chez qui il entraîne des sensations vertigineuses ne doivent pas l'utiliser trop souvent.

Modalités d'utilisation

Quelques gouttes en frictions, après un choc ou un traumatisme, ou en association soit à de la teinture d'Arnica quand le choc est récent, soit à de la teinture de Ledum palustre si le choc date de quelques heures, ou bien encore à de la teinture d'Hamamélis si l'hématome est déjà constitué.

Quand on utilise des teintures mères sur la peau, il faut toujours les diluer à moitié ou au tiers dans de l'eau.

En frictions sur les tendons douloureux ou rétractés, sur les chéloïdes, ou sur toute lésion scléreuse, diluée dans de l'huile de Millepertuis. Les dilutions peuvent aller de 1 à 3 % selon les cas.

Pour bénéficier des vertus psychiques de cette plante, on peut respirer quelques gouttes d'huile essentielle versées sur le bout des doigts.

Toxicité

Bien que l'huile essentielle d'Hélichryse ne soit pas réputée toxique, il vaut mieux éviter de l'absorber par voie orale. De plus, chez des personnes sensibles et allergiques, elle peut déterminer de véritables hématomes sous la peau avec des saignements en nappes. Sous la peau, des réactions importantes de sensibilisation peuvent se voir, allant jusqu'à former des bulles remplies de sang.

Hysope

(*Hyssopus officinalis L.var. Decumbens*)

Description

L'Hysope est une plante qui était autrefois vantée pour son action spécifique sur les voies respiratoires et son caractère tonique. Les Hébreux la considéraient comme sacrée. Au Moyen Âge, Hildegarde de Bingen la préconisait pour soigner le foie et la toux. Paradoxalement, on la déconseillait avec toute forme d'alcool, et il était recommandé de l'absorber en même temps que les repas. Cela nous rappelle que les plantes stimulantes ne font pas toujours bon ménage avec l'alcool. Il faut d'ailleurs être prudent car certaines variétés d'Hysope sont toxiques sous forme d'huile essentielle ; elles peuvent entraîner des crises d'épilepsie, notamment la variété *Hyssopus officinalis var. ssp. Officinalis,* trop riche en principes actifs stimulant le système nerveux, et capable d'induire des crises de convulsions chez les sujets sensibles. Dans tous les cas, l'Hysope ne doit pas être utilisée chez les sujets anxieux ou nerveux.

Principaux constituants

L'huile essentielle d'Hysope est riche en terpènes : pinène, myrcène, limonène et camphène, ainsi qu'en linalol.

Pathologies

- Coups (usage externe)

L'huile essentielle d'Hysope peut être associée à celle d'Hélichryse en cas d'hématome après un choc traumatique.

- Inflammations O.R.L.

C'est un anti-inflammatoire utile en inhalation lors de sinusite, de rhinite et de trachéite.

Propriétés physiques connues

- Antiasthmatique

À petite dose, l'huile essentielle d'Hysope stimule la dilatation des bronches.

- Antidépressif - Tonique

Elle est assez active sur le système nerveux neurovégétatif dont elle stimule le versant orthosympathique. Elle peut être utile en cas de dépression.

- Antiseptique

Elle exerce un effet antiseptique, surtout antiviral, sur les germes respiratoires.

Propriétés psychiques

Étant donné qu'elle fait circuler l'énergie dans le système sympathique, l'huile essentielle d'Hysope redonne du tonus sur le plan psychique. Elle dilate les bronches, favorisant l'incorporation de la Force Vitale dans le sang, ce qui stimule les fonctions psychiques. Elle exerce aussi une stimulation sur le cœur par l'intermédiaire du plexus solaire. Cependant, si l'on en abuse, elle peut entraîner des vertiges.

Modalités d'utilisation

Toujours vérifier qu'il s'agisse de la variété *Decumbens* pour éviter les problèmes de toxicité des autres variétés d'huile essentielle d'Hysope. Ne jamais l'utiliser trop longtemps et éviter de l'associer à la prise d'alcool.

Par voie orale, il ne faut pas dépasser 2 gouttes par jour et il vaut mieux la réserver essentiellement aux irritations O.R.L. allergiques, notamment de la gorge. Faire des gargarismes en diluant les gouttes dans du miel, puis de l'eau.

En cas d'asthme, en inhalation ou sous forme de suppositoires, sans dépasser les doses recommandées par le médecin.

En cas de fatigue nerveuse, il suffit de respirer quelques gouttes versées au niveau du poignet.

Toxicité

L'huile essentielle d'Hysope est toxique chez l'enfant et la femme enceinte ; elle peut l'être aussi chez les personnes âgées. Elle est réservée à un usage essentiellement contrôlé par un médecin.

Lavande

Il existe plusieurs variétés de Lavande. On en dénombre au moins trois grands groupes dont les vertus sont un peu différentes : la Grande Lavande ou Lavande aspic (*Lavandula spica Cav.),* la vraie Lavande ou Lavande officinale (*Lavandula vera DC.*), qui vient de l'Asie Mineure, et la Lavande stoechas (*Lavandula stoechas L.*). Le Lavandin est à part car il s'agit d'un hybride.

Lavande aspic

(*Lavandula latifolia Medic.*
ou *Lavandula spica Cav.*)

Description

Cette variété, qui pousse à l'état sauvage dans les lieux arides, a une odeur beaucoup plus forte et moins suave que la Lavande officinale. On en extrait l'huile d'aspic.

Principaux constituants

L'huile essentielle contient surtout du cinéole, du camphre, des terpènes antiseptiques, des coumarines et du lavandulol.

Propriétés physiques connues

- Antiseptique

Cette huile agit sur de nombreux germes – les levures notamment – et certains staphylocoques.

- Antivirale

Elle agit sur plusieurs virus, notamment ceux des verrues, de l'herpès et du zona.

- Expectorante

Par son action tonique sur les centres respiratoires, elle favorise l'élimination du mucus bronchique, tout en désinfectant les bronches.

• Tonique

L'huile essentielle de Lavande aspic est tonique, stimulante et légèrement antalgique. Elle tonifie le cœur et les poumons.

Propriétés psychiques

L'huile essentielle de Lavande aspic est plus forte et plus compacte que celle de Lavande officinale. Elle agit plus sur le plexus solaire que sur l'hypophyse et l'hypothalamus. Son action s'exerce davantage sur le plan physique, par rapport à la Lavande officinale, qui est plus subtile. Il est préférable de l'utiliser en frictions plutôt qu'en respiration.

Modalités d'utilisation

On peut en absorber 1 à 2 gouttes 3 fois par jour.

En inhalation de quelques gouttes lors de problèmes respiratoires viraux.

En frictions pour tonifier la respiration, diluée à moitié dans de l'huile d'Amande douce de part et d'autre de la colonne vertébrale entre les omoplates.

Toxicité

Il n'y a pas de toxicité avec l'huile essentielle de Lavande aspic, si on ne dépasse pas les doses médicinales. Il ne faut en donner ni aux nourrissons ni aux femmes enceintes.

Lavande officinale

(*Lavandula vera DC.* ou *Lavandula angustifolia Mill.* ou *Lavandula officinalis Chaix*)

Description

Quel que soit son nom botanique, il s'agit de la Lavande cultivée dans les jardins, que l'on reconnaît à sa tige frêle, carrée, à ses petites fleurs bleues et à son odeur camphrée. Cette plante originaire de l'Asie Mineure avait, pour les Anciens, de nombreuses vertus curatives, notamment en cas de troubles nerveux et de maladies digestives. On l'utilisait autrefois pour protéger les vêtements contre les mites.

Principaux constituants

L'huile essentielle contient surtout du linalol, comme certaines variétés de Thym, quelques terpènes antiseptiques, des coumarines, du géraniol, du lavandulol, des acides acétiques, valérianiques et butyriques.

Pathologies

- Insomnie

L'huile essentielle de Lavande officinale calme les nerfs et favorise donc le sommeil chez les personnes anxieuses et agitées.

- Maladies de peau

Elle est utile comme adjuvant des maladies de peau, mais doit être utilisée avec modération en cas d'eczéma ; on lui préfère la variété Stoechas.

• Poux

La Lavande peut être employée comme répulsif, en particulier contre les poux.

Propriétés physiques connues

• Anti-infectieux

On rapporte une certaine efficacité sur la plupart des germes, mais comme elle est inconstante sur les staphylocoques par exemple, il faut l'associer à d'autres huiles essentielles.

• Anti-inflammatoire - Cicatrisant

Ses vertus cicatrisantes sont certaines. La fonction anti-inflammatoire vient au second plan, car le fait qu'elle contienne quelques terpènes explique qu'elle soit souvent un peu irritante dans un premier temps. Elle est efficace pour les fissures anales.

• Antispasmodique

L'huile essentielle de Lavande officinale calme les contractures. Associée à l'Estragon et au Romarin, elle aide à faire céder les blocages réflexes musculaires, comme le torticolis ou les lombalgies.

• Calmant - Sédatif

L'huile essentielle de Lavande officinale a la propriété de calmer le système nerveux et les spasmes nerveux réflexes. Elle s'utilise dans les cas de nervosité, de palpitations, ou de douleurs cardiaques nerveuses.

• Diurétique

Elle exerce une action sur les reins, ce qui se traduit par une augmentation des urines.

Propriétés psychiques

L'huile essentielle de Lavande officinale est certainement l'une des huiles les plus calmantes. Elle agit sur l'hypothalamus et l'hypophyse par l'intermédiaire des centres olfactifs, et apaise toutes les fonctions du corps. Elle favorise la relaxation, la méditation et l'endormissement. Pour s'en rendre compte, il suffit d'en respirer quelques gouttes.

Sur le plan psychique, la Lavande aide à lutter contre les excès d'émotivité et de sensibilité. Elle équilibre la Force Vitale et neutralise les disharmonies. Utilisée comme huile essentielle d'ambiance, elle est très bénéfique pour créer une atmosphère apaisante.

Modalités d'utilisation

On peut en absorber 3 gouttes plusieurs fois par jour.

Localement, on la dilue à 5 % et jusqu'à 10 % pour guérir les plaies et cicatriser les ulcères qui durent.

On peut l'utiliser en frictions, pure ou diluée dans de l'huile sur les contractures musculaires.

En cas d'insomnie, en mettre quelques gouttes sur le poignet ou sur le deuxième orteil (point de dispersion du méridien de l'estomac en acupuncture, pour calmer les spasmes digestifs et lutter contre l'insomnie).

Toxicité

Il n'y a pas de toxicité avec l'huile essentielle de Lavande officinale. Cependant, si on en absorbe une trop grande quantité, elle peut devenir toxique et générer des troubles de l'attention, une excitation, puis une dépression profonde. Il faut toujours se rappeler que les huiles essentielles sont des concentrés de plantes.

Lavande stoechas

(*Lavandula stoechas L.*)

Description

La Lavande stoechas est également appelée «Lavande arabique».

Principaux constituants

L'huile essentielle contient surtout des terpènes, du camphre, de la verbénone, du linalol, du terpinéol, et du cinéole.

Pathologies

- Sinusite

Elle pénètre de manière très active dans les sinus et favorise leur décongestion.

Propriétés physiques connues

- Anti-inflammatoire

L'huile essentielle de Lavande stoechas est utile en cas de lésions de peau enflammées et d'eczémas suintants et infectés.

- Cicatrisant

L'huile essentielle de Lavande stoechas est aussi un bon cicatrisant.

• Désinfectant

Certaines publications font état de son action spécifique anti-infectieuse contre le bacille pseudomonas, qui est un germe à l'origine de gangrènes.

Toutes ces vertus la rendent utile pour soigner la plupart des maladies de peau.

Propriétés psychiques

L'huile essentielle de Lavande stoechas est active, un peu comme l'huile essentielle de Lavande officinale, avec une action plus forte sur la fonction parasympathique. Il semble qu'à la différence de la Lavande officinale qui calme de manière passive, la Lavande stoechas calme de manière plus active et plus profonde, mais son utilisation répétée peut se révéler dangereuse.

Modalités d'utilisation

Il ne vaut mieux pas en prendre par voie orale, mais plutôt la réserver aux applications locales cutanées ou éventuellement l'utiliser comme désinfectant dentaire (dans ce cas, une goutte suffit).

En inhalation en cas de sinusite, 2 gouttes dans un bol d'eau bouillante.

Toxicité

L'huile essentielle de Lavande stoechas est toxique chez l'enfant et la femme enceinte, car elle est abortive. Il est déconseillé d'en absorber par voie orale.

Lavandin

(Lavandula hybrida)

Description

Les Lavandins sont des hybrides de la Lavande. Ils n'en ont donc pas les vertus, mais sont intéressants, car moins onéreux et tout aussi utiles pour parfumer les pièces et désinfecter. Il y a plusieurs clones de Lavandin. Le clone «super», comme son nom l'indique, paraît meilleur que les autres.

Principaux constituants

L'huile essentielle contient surtout du linalol, du bornéol, du camphre et du limonène.

Propriétés physiques connues

- Antalgique - Antispasmodique

L'huile essentielle de Lavandin «super» officinal mérite d'être utilisée comme antalgique musculaire et tendineux.

- Calmant - Contre la tension nerveuse

On peut utiliser cette huile en cas de nervosité ou de tension nerveuse, car elle aide à faire baisser la tension.

Propriétés psychiques

L'huile essentielle de Lavandin agit un peu comme la Lavande, mais son action est moins marquée.

Modalités d'utilisation

On peut en absorber 3 gouttes plusieurs fois par jour.

Localement, on la dilue à 5 % et jusqu'à 10 % pour faire des frictions.

Toxicité

Il n'y a pas de toxicité avec l'huile essentielle de Lavandin aux doses officinales.

Lemongrass

(*Cymbopogon citratus DC.*
ou *Cymbopogon flexuosus Steud*)

Description

Le Lemongrass est appelé aussi «Fausse Citronnelle». Il est originaire des Indes et on l'appelle également «Verveine des Indes», qu'il ne faut pas confondre avec la Verveine citronnée (voir à cette dénomination). Il se présente sous la forme de grandes herbes qui poussent à l'état sauvage en Afrique, notamment au Congo où elles sont utilisées pour prévenir du paludisme. En fait, le Lemongrass s'oppose à toutes les étapes de la maladie : d'abord il éloigne les moustiques, ce pourquoi on le cultive près des habitations, ensuite il soigne le foie, organe par lequel le plasmodium (parasite du paludisme) doit passer pour devenir infectant, enfin il est réputé fébrifuge, et il y a de la fièvre lors du paludisme. Cette plante est donc un bon adjuvant des traitements du paludisme.

Principaux constituants

Riche en terpinéol, et surtout en citral, en géranial, en farnésol, et en citronnellol.

Pathologies

- Foie - Digestion

L'huile essentielle de Lemongrass stimule la digestion par son action sur l'excrétion hépatique biliaire. Elle tonifie le foie, renforce ses défenses et ses fonctions éliminatrices. Ce faisant, elle régularise le transit intestinal et désinfecte les voies digestives.

Propriétés physiques connues

- Anti-inflammatoire

Elle exerce une action à rapprocher de la celle de la Citronnelle, mais un peu moins prononcée.

- Antiseptique

Des études ont montré qu'elle avait un bon pouvoir antiseptique sur tous les germes intestinaux, notamment les colibacilles.

- Fébrifuge

L'huile essentielle de Lemongrass peut être utilisée en adjuvant du traitement des fièvres, que ce soit en cas de paludisme, de grippe ou de toute autre infection.

- Répulsif

Comme la vraie Citronnelle, le Lemongrass est également utilisé en Afrique pour son action répulsive contre les moustiques. Il agit aussi contre les poux.

Propriétés psychiques

L'huile essentielle de Lemongrass agit sur la partie matérielle de notre être, notamment sur tout ce qui est en relation avec le foie. Elle permet de lutter contre les effets nocifs de l'empoisonnement mental qui entraîne des fausses suppositions et produit des troubles biliaires. Elle ne règle pas ces problèmes, mais elle peut apporter le tonus suffisant en rééquilibrant les aspects physiques et spirituels de notre nature. Comme la Citronnelle, le Lemongrass tempère tous les excès.

Modalités d'utilisation

Par voire orale, pas plus de 1 à 2 gouttes 3 fois par jour.

En brumisation dans l'atmosphère comme répulsif contre les insectes piqueurs, ou quelques gouttes sur le cuir chevelu contre les poux.

Toxicité

Il n'y a pas de toxicité pour cette huile essentielle aux doses médicinales. Cependant, il ne faut pas la confondre avec l'huile essentielle de Citronnelle, car contrairement à cette dernière, elle est irritante et ne doit donc pas être utilisée sur la peau.

Marjolaine

(*Origanum majorana L.*)

Description

L'huile essentielle de Marjolaine était autrefois utilisée pour soigner les maladies du nez et des oreilles. Les Grecs la recommandaient en cas de troubles digestifs. Albert le Grand la préconisait contre les refroidissements.

Principaux constituants

L'huile essentielle de Marjolaine est riche en terpènes : pinène, sabinène, phellandrène, terpinène, ainsi qu'en terpinéol, en cinéole et en cymène.

Pathologies

- Palpitations

L'huile essentielle de Marjolaine calme les palpitations d'origine nerveuse.

- Sinusite

Elle améliore les sinusites allergiques et celles qui sont en relation avec des problèmes digestifs.

- Troubles digestifs

Elle lutte contre les spasmes intestinaux, les fermentations et l'aérophagie.

- Troubles neurovégétatifs et endocriniens

L'huile essentielle de Marjolaine tonifie le système parasympathique ; elle est donc calmante, et agit en particulier sur l'hypophyse et la thyroïde. Elle soigne les troubles liés au stress, l'anxiété et les palpitations. Elle peut aider en cas de tension nerveuse et d'épilepsie.

Propriétés physiques connues

- Antiallergique

Elle soigne efficacement la rhinite allergique et les éternuements, bien qu'au début, elle puisse favoriser ces derniers.

- Hypotenseur

Elle fait baisser la tension.

Propriétés psychiques

L'huile essentielle de Marjolaine est apaisante, calmante et de nature neutre. Elle aide à créer le calme, la détente, et de ce point de vue, rééquilibre les excès. Elle s'oppose aux émotions discordantes et rétablit l'activité du système parasympathique, lequel permet l'économie de la vie. Elle évite toute perte d'énergie inutile et contribue à la communion entre notre être psychique et notre âme. Elle peut être utilisée chaque fois que l'on est stressé, que l'on a du mal à retrouver son calme, que l'on est oppressé, anxieux ou tendu.

Modalités d'utilisation

Par voie orale, 1 à 3 gouttes par jour en cas de troubles digestifs ou de crampes digestives.

En inhalation en cas de rhume, de refroidissement, d'allergie ou de rhinite, voire diluée à 1 % dans de l'huile d'Olive en instillations nasales, notamment pour les croûtes nasales et les polypes allergiques.

En frictions, diluée à 5 % au niveau de la nuque en cas de stress.

En bain : diluer l'huile essentielle à 5 % dans un dispersant, puis verser une cuillère à soupe de ce produit dans la baignoire.

En brumisation dans l'atmosphère ou dans la chambre à coucher.

Toxicité

Cette huile essentielle n'est pas toxique aux doses habituelles, mais à forte dose, elle devient narcotique.

Matricaire

(Matricaria Chamæmelum nobile L.)

Description

La Matricaire est voisine de la Camomille, mais son huile essentielle est moins suave. Son nom, qui vient du latin *matris* (mère), rappelle que l'usage populaire recommandait cette plante chez la femme, car elle avait la vertu de faire disparaître les problèmes engendrés par les règles.

Principaux constituants

L'huile essentielle contient surtout des terpènes : du chamazulène et du bisabolène ; des alcools : du bisabolol et du farnésol ; ainsi que des coumarines, notamment de l'ombélliférone.

Pathologies

- Eczéma

Elle limite l'inflammation et les démangeaisons de l'eczéma.

Propriétés physiques connues

- Antiallergique

L'huile essentielle de Matricaire apaise les poussées d'eczéma et les rhinites allergiques. On peut l'utiliser en inhalation, ou en frictions sur la peau diluée dans de l'huile d'Olive.

- Anti-inflammatoire

Elle est utile en cas d'inflammations du bas-ventre, de cystites ou d'inflammations de la peau.

- Antiviral

Elle est réputée active contre le virus de l'herpès.

- Emménagogue

L'huile essentielle de Matricaire favorise le flux menstruel, atténue les douleurs des règles et décongestionne le bassin.

Propriétés psychiques

L'huile essentielle de Matricaire agit à peu près comme la Camomille, avec un spectre d'action psychique portant sur les fonctions féminines ; elle calme, apaise, tempère, et est en harmonie avec les aspects féminins de la nature humaine.

Modalités d'utilisation

Localement, quelques gouttes pures en cas d'eczéma ou de lésions inflammatoires de la peau. On peut également l'incorporer dans des crèmes, des huiles ou des onguents, diluée de 1 à 3 %, ou dans des bains, diluée à 5 ou 10 %.

Pour calmer les nerfs, il suffit d'en respirer une goutte déposée sur le bout du doigt.

En frictions sur le bas-ventre avant les règles pour favoriser le flux menstruel et limiter les douleurs qui en sont conséquentes.

Toxicité

En principe, il n'y a pas de toxicité décrite pour cette huile essentielle, mais lorsqu'on dépasse une trop forte dose, elle peut provoquer des nausées.

Mélaleuque

(*Melaleuca alternifolia Chelle.*)

Description

L'huile essentielle de Mélaleuque est extraite d'un arbre originaire de Nouvelle Calédonie qui ressemble au Niaouli et au Cajeput qui, eux-mêmes, appartiennent également à la famille botanique des *Melaleuca*.

Principaux constituants

L'huile essentielle de Mélaleuque contient de nombreux terpènes : pinène, terpinène, paracymène ; du terpinéol, du cinéole et du globulol, ainsi que du vridiflorol.

Pathologies

- Fatigue nerveuse

L'huile essentielle de Mélaleuque agit sur la circulation cérébrale qu'elle favorise. C'est un bon tonique nerveux.

- Infections gynécologiques

Elle est efficace sur les candidoses vaginales qui sont très fréquentes, car souvent associées à une carence en fer.

- Mycoses cutanées

Elle agit sur les inflammations mycosiques : périonyxis (infection de la bordure des ongles), intertrigo (lésions des plis et des espaces entre les doigts), et perlèche (lésions du coin des lèvres) d'origine candidosique. Ces lésions de peau traduisent souvent une infection interne et justifient des soins à la fois au niveau du foyer dermatologique et du foyer interne.

Propriétés physiques connues

- Antiseptique

L'huile essentielle de Mélaleuque est fortement antiseptique. Elle agit aussi bien sur les mycoses, comme le candida albicans, que sur les bactéries : les staphylocoques blancs et dorés, les streptocoques, et également sur les virus. Elle est donc très intéressante, car en tant qu'antibiotique à large spectre, elle évite les complications mycosiques liées à la prise d'antibiotiques.

- Immunisant

Elle stimule l'activité anti-infectieuse immunitaire.

- Tonique veineux

Elle tonifie la circulation veineuse et aide à soigner les hémorroïdes lorsque celles-ci sont en relation avec une inflammation intestinale infectieuse.

Propriétés psychiques

L'huile essentielle de Mélaleuque est revigorante ; elle favorise le tonus psychique et la vitalité en stimulant la thyroïde. Elle augmente la chaleur interne et l'énergie psychique, tout en rendant celle-ci disponible. Elle agit aussi sur l'hypophyse, éclaircit les idées et augmente les capacités intellectuelles et psychiques tout en aidant à lutter contre la fatigue, l'inquiétude et le ralentissement cérébral, elle augmente la capacité émotionnelle et renforce les sentiments de nature positive. Cette huile stimule également le thymus et clarifie les idées en relation avec le moi.

Modalités d'utilisation

2 gouttes 3 fois par jour en cas de mycose buccale ou digestive.

En application locale, pure ou diluée à moitié dans de l'huile de Millepertuis, en cas de lésions de peau, de perlèche ou d'inflammations.

En inhalation : 3 gouttes dans un bol d'eau bouillante, que l'on placera ensuite dans la chambre à coucher.

En brumisation dans l'atmosphère pour désinfecter les locaux.

Toxicité

Il n'y a pas de toxicité avec l'huile essentielle de Mélaleuque, mais elle peut être légèrement irritante sur les plaies ou lorsque la peau est lésée.

Mélèze

(*Larix decidua Mill.* ou *Pinus larix L.*)

Description

L'huile essentielle extraite du Mélèze (*Larix decidua Mill.* ou *Pinus larix L.*) sera longtemps connue sous le nom de «Térébenthine de Venise». Elle a joué dans l'histoire un rôle d'antiseptique et de stimulant, et on la rencontre mentionnée dans de nombreuses préparations magistrales, baumes, liniments et onguents. Elle fait partie des huiles essentielles dites «de Térébenthine», bien qu'il serait préférable de garder cette dénomination pour définir l'huile essentielle issue du Térébinthe. Pour connaître les vertus de ces diverses huiles, se reporter aux chapitres : «Térébinthe», «Térébenthine», «Pin» et «Sapin».

Principaux constituants

L'huile essentielle de Mélèze est surtout riche en pinène, limonène, terpinéol et cadinol.

Pathologies

- Rhumatismes

En raison de son action excitante, elle favorise l'extériorisation des inflammations au niveau de la peau en regard des articulations enflammées ; c'est de là que vient son action anti-inflammatoire.

Propriétés physiques connues

- Anti-catarrhe bronchique

À faible dose, cette huile crée une irritation salutaire en cas d'obstructions bronchiques par inflammation.

- Antiseptique

L'huile essentielle de Mélèze est un antiseptique respiratoire et urinaire. Elle agit notamment sur le pneumocoque et peut être utilisée pour assainir les locaux publics.

- Tonique et désinfectant urinaire

Elle exerce un pouvoir antiseptique employé autrefois pour soigner les cystites et les infections urinaires. À faible dose, elle était utilisée pour stimuler la diurèse.

- Tonique nerveux

Elle agit sur le système nerveux et sur les fonctions cérébrales, qu'elle excite.

Propriétés psychiques

L'huile essentielle de Mélèze est fortement tonique ou relaxante, selon la dose. À petite dose, elle excite, mais à dose un peu plus forte, elle détend. Une dose trop forte peut provoquer un état de stupeur, ce qui rend cette huile dangereuse.

Modalités d'utilisation

On doit toujours utiliser l'huile essentielle de Mélèze sur prescription médicale lorsqu'il s'agit de l'absorber par voie interne. On peut en prendre 1 à 3 gouttes par jour dans du miel en cas de problèmes bronchiques ou urinaires.

En inhalation : 1 à 2 gouttes dans un bol d'eau chaude.

En bains, pour les vertus toniques : diluer l'huile de 5 à 10 % dans un dispersant. Pas plus d'une cuillère à café de ce mélange par bain.

En frictions sur les articulations douloureuses, diluée à 5 % dans de l'huile d'Olive.

Lorsqu'on veut désinfecter une pièce, on peut y placer un brumisateur avec 2 à 3 gouttes d'essence dans un peu d'eau.

Dans tous les cas, il faut agir avec parcimonie, en sachant qu'une faible dose produit un effet curatif tonique et excitant, et qu'une forte dose provoque l'effet inverse.

Toxicité

Même à faible dose, l'huile essentielle de Mélèze peut se révéler toxique, irritante et neurotoxique. Il faut s'abstenir d'en donner aux femmes enceintes et aux nourrissons.

Mélisse

(*Melissa officinalis L.*)

Description

Autrefois, la Mélisse était une plante très recherchée. Elle portait différents noms, comme par exemple Céline ou Cédronnelle, en raison de son odeur citronnée. Pour être efficace, elle doit être distillée à une certaine époque de l'année, car le reste du temps, son odeur citronnée se transforme en une forte odeur de punaise. C'est la meilleure huile essentielle contre la neurasthénie, la dépression nerveuse et la mélancolie.

Principaux constituants

L'huile essentielle de Mélisse est riche en terpènes : humulène, caryophillène, cubébène, germacrène, et surtout en citral, en géranial et en citronnellyle.

Pathologies

- Dépression - Neurasthénie

L'huile essentielle de Mélisse aide à faire disparaître les troubles liés à la dépression. Elle lutte contre la mélancolie et la tristesse.

- Palpitations

Cette huile calme les palpitations d'origine nerveuse. Elle était préconisée en cas de crises de nerfs et de stress avec palpitations.

- Troubles digestifs

Elle lutte contre les spasmes digestifs et les migraines d'origine digestive.

- Troubles endocriniens

L'huile essentielle de Mélisse freine les excès de sécrétion de l'hypophyse et de la thyroïde.

Propriétés physiques connues

- Hypotenseur

Cette huile essentielle fait baisser la tension.

Propriétés psychiques

L'huile essentielle de Mélisse apaise et a la faculté de redonner le moral. Elle est à la fois calmante et revigorante. Il semble que son action porte sur la pinéale et que de ce fait, les sensations psychiques qu'elle induit soient propices à l'introspection. Elle favorise le sens discriminatif en relation avec le moi profond, et aide à recréer dans la conscience des pensées harmonieuses par la communion qu'elle développe avec le moi intérieur. Elle procure calme et détente et évite de sombrer dans l'indifférence, la tristesse et la dépression qui sont les symptômes d'un mauvais fonctionnement de la pinéale.

Modalités d'utilisation

Par voie orale, 1 goutte le matin en cas de tendance dépressive.

En frictions, diluée à 5 % au niveau de la nuque en cas de palpitations ou de tension.

Pour calmer les nerfs, prendre un bain avec de l'huile essentielle diluée à 5 % dans un dispersant ou un produit moussant (une cuillère à soupe de ce mélange par bain).

En brumisation dans l'atmosphère.

Toxicité

En principe, il n'y a pas de toxicité aux doses habituelles.

Menthe

Il existe de nombreuses variétés de Menthe qui ont toutes en commun l'odeur mentholée que tout le monde connaît. Cependant, elles sont plus ou moins fortes, et certaines peuvent être plus actives que d'autres dans différents domaines. Elles sont associées à l'estomac et à la digestion.

La Menthe était utilisée en ancienne Égypte et chez les Hébreux. Dans la Grèce antique, Démocrite rapporte qu'elle était employée pour soulager les maux d'estomac, et il la recommandait macérée dans du vinaigre pour soigner les hémorragies digestives, le hoquet rebelle et les vomissements. Pline disait qu'elle éveillait l'esprit et excitait l'appétit. Il parlait ainsi de la Menthe pouliot (*Mentha pulegium L.*) qui était employée à l'époque contre les piqûres de scorpions, la lèpre, les coliques et le choléra. La Menthe est ainsi consommée dans le monde entier avec les aliments pour faciliter leur digestion. Hildegarde de Bingen la préconisait chez les personnes «alourdies par l'excès de graisse et d'aliments», ainsi que pour mieux respirer. Elle parlait certainement de la Menthe des champs (*Mentha arvensis E.*) ou de la Menthe aquatique (*Mentha aquatica L.*) qui pousse dans les lieux humides, les marécages ou les bords des cours d'eau. En fait, on peut considérer que toutes les variétés de Menthe favorisent la respiration en relation avec les aliments, c'est-à-dire la respiration cellulaire qui permet d'augmenter l'énergie métabolique cellulaire. Dans un traité de médecine hermétique du XVIIIe siècle, il est dit que la Menthe exerce un fort pouvoir sur l'estomac, qu'elle y développe une énergie rayonnante propre à s'étendre dans tout le corps en partant de l'estomac.

Nous étudierons seulement cinq variétés de Menthe pour leurs huiles essentielles : la Menthe bergamote, la Menthe des champs, la Menthe poivrée, la Menthe pouliot et la Menthe verte.

Menthe bergamote

(*Mentha citrata E.*)

Principaux constituants

L'huile essentielle de Menthe bergamote est riche en terpinéols, notamment en linalol, ainsi qu'en acétate de linalyle.

Pathologies

- Asthénie

Étant très tonique et stimulante, l'huile essentielle de Menthe bergamote agit sur la fatigue.

- Insuffisance ovarienne

Elle stimule les fonctions ovariennes.

Propriétés psychiques

Cette huile essentielle est rééquilibrante et tonique.

Modalités d'utilisation

2 à 3 gouttes par jour en cas d'asthénie.

Toxicité

Non connue.

Menthe des champs

(*Mentha arvensis L.*)

Principaux constituants

C'est l'huile essentielle la plus riche en menthéol et en terpènes de la variété menthéone.

Pathologies

- Excitation

L'huile essentielle de Menthe des champs est excitante ; elle stimule les fonctions cérébrales et toutes les fonctions glandulaires. Cependant, cet effet s'estompe peu à peu, et à trop forte dose, elle provoque des tremblements, puis de la torpeur.

- Rhinite et troubles O.R.L.

L'huile essentielle de Menthe est active sur les atrophies des muqueuses nasales et du pharynx qui se caractérisent par de la sécheresse, une fétidité du nez et l'accumulation de mucosités durcies.

Propriétés physiques connues

- Antalgique

L'huile essentielle de Menthe des champs stimule très fortement la conduction nerveuse, ce qui se traduit par une sensation de fraîcheur qui peut aller jusqu'à l'anesthésie.

• <u>Antiseptique</u>

C'est un antiseptique efficace, notamment sur certaines variétés de staphylocoques dorés. Elle aurait également un effet sur le méningocoque.

• <u>Antispasmodique - Digestif</u>

La Menthe a un effet antispasmodique et digestif ; elle stimule toutes les sécrétions digestives et favorise ainsi la digestion.

• <u>Hypertensif - Tonique</u>

Cette huile favorise la contraction des capillaires et des artères, ce qui fait monter la tension. Elle tonifie le muscle cardiaque.

Propriétés psychiques

Comme la Menthe poivrée, la Menthe des champs éveille toutes les sensations et stimule le psychisme. Elle améliore la concentration et lutte contre les effets nerveux de l'anxiété.

Modalités d'utilisation

En frictions, uniquement diluée à 5 ou 10 %.

En prise orale, ne pas dépasser 2 à 3 gouttes par jour.

En inhalation, contre les problèmes d'atrophie nasale avec mauvaise odeur dans le nez ou en cas d'hypotension.

Toxicité

Elle est formellement contre-indiquée chez le nourrisson et le jeune enfant. Quelques gouttes sur la peau du cou sont toxiques et peuvent entraîner la mort par blocage réflexe du pharynx et par arrêt respiratoire.

Menthe poivrée

(*Mentha piperata L. officinalis*)

Description

Il s'agit d'un hybride de la Menthe verte et de la Menthe aquatique. C'est certainement la Menthe la plus riche en huile essentielle. Cultivée en Angleterre depuis le XVIIe siècle, elle a ensuite été produite en France où on en trouve une variété spéciale (*Mentha piperata L. variété Rubescens C.*) à peu près équivalente à la Menthe anglaise. On connaît mieux cette Menthe sous son nom anglais, *Peppermint*, dû à son odeur légèrement poivrée.

Principaux constituants

L'huile essentielle de Menthe poivrée est riche en menthol, en menthone, également en dérivés pipéritènols et pipériténones, qui la caractérisent.

Pathologies

- Céphalées

En application sur les tempes, elle calme le mal de tête, sauf si celui-ci est lié à de l'hypertension. En revanche, elle agit très bien en cas d'hypotension, d'asthénie, de céphalée d'origine digestive ou hépatique.

- Digestion

Elle combat les nausées, stimule la digestion, l'estomac, la sécrétion de la bile, et tonifie le foie. Elle renforce le tonus intestinal en cas d'atonie avec constipation. Elle lutte contre les spasmes digestifs nerveux.

- Fièvre jaune

Elle aurait un effet antiviral en cas de fièvre jaune.

- Sciatique - Zona

L'huile essentielle de Menthe poivrée calme les douleurs nerveuses.

Propriétés physiques connues

- Antalgique

Cette huile essentielle étant calmante et analgésique, elle peut s'utiliser en frictions sur les douleurs.

- Stimulant - Tonique

L'huile essentielle de Menthe poivrée tonifie tous les muscles, le cœur, les vaisseaux sanguins ; elle est donc hypertensive.

Propriétés psychiques

L'huile essentielle de Menthe poivrée a un effet très puissant sur le sens de l'olfaction, et ceci en relation avec les centres cardiaque et respiratoire. Elle augmente la capacité respiratoire, lutte contre les spasmes nerveux et la neurasthénie. Il semble qu'elle éveille les sensations psychiques et qu'elle permette de réagir avec plus d'acuité. Également très tonique, elle stimule les fonctions mentales et cérébrales. En plus de son effet sur l'estomac, elle agit sur le plexus solaire. Elle favorise la stimulation des activités solaires, notamment celles qui nous relient au monde extérieur, nous permettant de mieux percevoir l'environnement, et également d'apaiser les stress discordants provenant d'un milieu hostile.

Modalités d'utilisation

Il ne faut pas dépasser 2 à 3 gouttes 3 fois par jour, prises par exemple sur un sucre ou dans du miel.

En frictions sur l'estomac en cas de troubles digestifs ou sur les tempes en cas de migraine d'origine digestive, diluée à 10 % dans de l'huile ou de l'alcool.

En inhalation, pour stimuler la respiration, pour ranimer quelqu'un en cas de malaise, ou contre l'hypotension.

1 à 2 gouttes en frictions gingivales en cas de problèmes infectieux ou de mauvaise haleine.

Toxicité

L'huile essentielle de Menthe poivrée est contre-indiquée chez le nourrisson et le jeune enfant.

Menthe pouliot

(*Mentha pulegium L.*)

Les Anciens distinguaient déjà la Menthe pouliot des autres variétés de Menthe. Pline déclare qu'elle avait autant d'importance que la Rose. Il rapporte qu'elle était utilisée pour soigner les maux de tête, les nausées, les vomissements et les douleurs intestinales, pour se protéger des effets de la chaleur autant que de ceux du froid, et pour désinfecter les eaux malsaines. Il prétend aussi que le simple fait de la manipuler suffit à donner du tonus. Les anciens thérapeutes faisaient respirer son huile essentielle aux malades souffrant de la fièvre. Enfin, elle aurait un effet répulsif sur les puces. Elle est mentionnée dans les cartulaires de Charlemagne comme faisant partie des simples cultivés dans les monastères. Hildegarde de Bingen la recommande en cas de mal de tête et de fièvre.

Principaux constituants

L'huile essentielle de Menthe pouliot contient peu de menthéone et de menthéol. En revanche, elle renferme une substance qui la caractérise : la pulégone.

Pathologies

- Céphalée

Cette huile calme les migraines d'origine digestive.

- Fièvre

L'huile essentielle de Menthe pouliot aurait un effet antiviral et fébrifuge.

Propriétés physiques connues

- Antiparasitaire

Elle éloigne les puces, les tiques et autres insectes piqueurs.

- Digestive

Comme les huiles des autres variétés de Menthe, l'huile essentielle de Menthe pouliot stimule les sécrétions digestives ; elle favorise donc la digestion.

Propriétés psychiques

L'huile essentielle de Menthe pouliot agit sur le système parasympathique. Elle calme tout en tonifiant et éveille les sensations psychiques.

Modalités d'utilisation

Ce sont les mêmes que pour les autres variétés de Menthe.

Toxicité

Elle est très neurotoxique et est contre-indiquée chez le nourrisson, le jeune enfant et la femme enceinte, car elle est abortive.

Menthe verte

(Mentha spicata L.)

La Menthe verte était également utilisée pour tempérer les troubles digestifs. Elle était employée au Moyen Âge contre la goutte.

Principaux constituants

Un peu de thuyanol et d'autres constituants terpènes qui lui donnent une odeur rappellant le Cumin.

Pathologies

- Bronchite

Elle exerce un effet réducteur sur le mucus, ce qui favorise la dissolution des sécrétions bronchiques. Elle possède également un pouvoir antiseptique modéré.

- Sinusite

Elle calme les douleurs, dissout les sécrétions qui obstruent les orifices des sinus, et est anti-inflammatoire. La sinusite s'accompagne souvent de troubles biliaires pour différentes raisons, notamment la mauvaise évacuation des graisses. L'huile essentielle de Menthe verte, par ses effets sur l'inflammation, le mucus trop épais et l'excrétion biliaire, est un excellent remède contre ce mal. En fait, elle exerce un effet fluidifiant à la fois sur les sécrétions biliaires et sur celles des sinus.

Propriétés physiques connues

- Digestive

L'huile essentielle de Menthe verte, par son action sur la sécrétion biliaire, favorise la digestion. Elle est donc différente des autres variétés de Menthe.

Propriétés psychiques

L'huile essentielle de Menthe verte agit sur les fonctions digestive et biliaire. Comme les autres plantes dites carminatives, telles que le Cumin, le Carvi et la Coriandre, elle est utile en cas de troubles nerveux liés à l'inquiétude.

Modalités d'utilisation

En inhalation en cas de mal de tête, de sinusite ou de bronchite.

Toxicité

Comme les autres variétés de Menthe, elle est contre-indiquée chez le nourrisson, le jeune enfant et la femme enceinte.

Myrrhe

(*Commiphora molmol E.*)

Description

L'huile essentielle de Myrrhe, comme celle d'Encens, est obtenue par distillation d'une gomme résineuse, de couleur rouge brun, qui suinte d'un arbre d'Arabie. Malgré son odeur peu forte, elle était presque autant utilisée que l'Encens, notamment en ancienne Égypte. Depuis cette époque, on la retrouve mentionnée dans de très nombreuses préparations thérapeutiques. On considérait qu'elle protégeait de la gangrène et des infections. De récentes recherches ont même permis de découvrir dans la Myrrhe des substances ayant une activité antalgique proche de celle de la morphine.

Principaux constituants

Elle est riche en nombreux terpènes qui en font un excellent antiseptique.

Pathologies

• Gencives

Les frictions d'huile essentielle de Myrrhe diluée à 1 % sont recommandées pour soigner la plupart des problèmes de gencives et prévenir les abcès. Cette huile a une action antalgique rapide et efficace.

• Glandes endocrines

La Myrrhe exerce un effet calmant sur les troubles endocriniens, notamment dans les cas d'hyperthyroïdie et d'hyperœstrogénie.

• Viroses digestives et respiratoires

L'huile essentielle de Myrrhe aurait un effet antiviral, notamment en cas de gastro-entérite et de rhinovirose.

Propriétés physiques connues

• Antiseptique

L'huile essentielle de Myrrhe est un bon antiseptique, tant pour les problèmes de peau que pour les infections buccales, dentaires ou digestives. Cependant, son effet resserrant et asséchant en limite l'utilisation.

• Cicatrisant

Cette huile aide à cicatriser les ulcères, même purulents. Elle est également utilisée pour tonifier, notamment les gencives, et pour les désinfecter.

Propriétés psychiques

L'huile essentielle de Myrrhe favorise le calme et la communion. Elle apaise le système nerveux, crée des conditions propices à la méditation et lutte contre tous les excès, notamment les émotions discordantes et l'hyperémotivité. Elle peut être utilisée chaque fois que l'on a du chagrin, de la tristesse, en cas de deuil, de crainte ou de peurs inexpliquées. Il faut se rappeler que la Myrrhe a de tout temps été associée aux aspects les plus importants de la vie et qu'elle est utilisée lorsque nous devons nous libérer des entraves du monde matériel, en particulier au moment de ce que les mystiques appellent la «transition», c'est-à-dire le passage vers l'audelà.

Modalités d'utilisation

Cette huile peut être utilisée pour ses vertus antiseptiques, à raison de 1 à 3 gouttes par jour.

Pour l'hygiène dentaire et en cas de troubles des gencives, frictionner celles-ci avec de l'eau bicarbonatée (1 cuillère à café de bicarbonate de sodium par verre) à laquelle on ajoute 2 à 3 gouttes d'huile essentielle de Myrrhe.

Pour les plaies, diluer de 5 à 10 % de l'huile essentielle de Myrrhe et d'Encens dans de l'huile de Millepertuis.

Toxicité

Elle n'est pas connue. En principe, il vaut mieux ne pas l'employer chez le nourrisson, le jeune enfant et la femme enceinte.

Myrte

(*Myrtus communis L.*)

Le Myrte est un arbrisseau qui pousse sur tout le pourtour méditerranéen. Il en existe plusieurs variétés dont les huiles essentielles varient quelque peu.

Myrte à cinéole

(Myrtus communis L. var. Cineoliferum)

Description

C'est de l'huile essentielle de Myrte à cinéole qu'il s'agit lorsqu'on parle d'huile essentielle de Myrte. La variété à cinéole est donc plus utilisée que les autres. Son odeur rappelle à la fois celle du Pin, de l'Eucalyptus et du Géranium.

Principaux constituants

L'huile essentielle de Myrte est particulièrement riche en cinéole, mais également en pinène et en géraniol. Sa caractéristique est le myrténol.

Pathologies

- Cheveux - Peau

L'huile essentielle de Myrte entre dans de nombreuses préparations contre l'acné, les pellicules et la séborrhée du cuir chevelu. Elle est tonique et revigorante pour ce dernier.

- Hémorroïdes

Diluée à 5 % dans de l'huile de Millepertuis ou d'Amande douce, elle agit sur les hémorroïdes, mais on peut lui préférer l'huile essentielle de Myrte à myrténal, plus riche en myrténal.

• Thyroïde

L'huile essentielle de Myrte équilibre les fonctions de la thyroïde.

Propriétés physiques connues

• Antiseptique pulmonaire

Elle était utilisée autrefois par voie sous-cutanée, diluée dans un solvant injectable, pour agir comme antiseptique sur les voies respiratoires, un peu comme le Camphre. On peut l'associer aux Eucalyptus pour désinfecter les locaux, et l'utiliser en inhalation pour les bronches.

• Antiseptique urinaire

L'huile essentielle de Myrte est un très bon antiseptique urinaire qui agit aussi bien sur les voies urinaires que sur les organes tels que la vessie ou la prostate. Elle est en effet bien éliminée par les reins.

Propriétés psychiques

L'huile essentielle de Myrte aide à trouver le sommeil. Elle apaise et calme, tout en redonnant du tonus, et agit un peu comme la Mélisse, mais avec un effet plus tonique. Elle est en relation avec la joie et la gaieté qui sont des vertus liées à un bon équilibre entre le thymus, le cœur et la thyroïde. Son parfum très particulier est indéfinissable, car il associe plusieurs senteurs assez variées. En brumisation dans l'atmosphère, elle crée une ambiance à la fois tonique et apaisante.

Modalités d'utilisation

Pour stimuler les facultés psychiques, il suffit de respirer quelques gouttes versées au creux du poignet.

On peut l'utiliser en inhalation ou en brumisation pour désinfecter l'atmosphère ou pour soigner les bronches.

En cas de poussées d'hémorroïdes, la diluer à 10 % dans un excipient huileux.

Pour agir sur les voies urinaires, 2 gouttes 3 fois par jour dans une infusion de Tilleul ou une décoction de racines de Chiendent.

Toxicité

Il n'y a pas de toxicité aux doses indiquées. En revanche, cette huile est contre-indiquée chez le nourrisson et la femme enceinte.

Myrte à myrténal

(Myrtus communis L. var. Myrtenylacetiferum)

Description

Cette huile essentielle, moins connue que la précédente, est plutôt utilisée pour les problèmes veineux. Son odeur rappelle le Pin, et même un peu le Cèdre.

Principaux constituants

Cette huile essentielle est aussi très riche en cinéole et en myrténal.

Pathologies

- Hémorroïdes

Diluée à 5 % dans de l'huile de Millepertuis ou d'Amande douce, elle agit sur les hémorroïdes.

- Insuffisance veineuse - Varices

L'huile essentielle de Myrte à myrténal est un bon décongestionnant et un draineur des systèmes veineux et lymphatique. Cette vertu peut être mise à profit par la pratique de massages avec de l'huile d'Amande douce ou d'Olive renfermant une dilution à 5 ou 10 % de cette huile essentielle.

Propriétés physiques connues

- Antiseptique urinaire

Comme l'huile essentielle de Myrte à cinéole, l'huile essentielle de Myrte à myrténal est un très bon antiseptique.

Propriétés psychiques

Cette huile possède les mêmes effets psychiques que celle de Myrte à cinéole.

Modalités d'utilisation

Pour stimuler les facultés psychiques, il suffit de respirer quelques gouttes versées au creux du poignet.

En massages, diluée à 5 ou 10 % dans de l'huile.

Pour les veines, en bains toniques pas trop chauds, diluée à 10 % dans un support alcoolisé ou huileux se dispersant dans l'eau. Toujours terminer par des jets d'eau tiède sur les jambes.

On peut également déposer quelques gouttes d'huile essentielle de Myrte et de Cyprès dans le creux derrière les chevilles.

En cas de poussées d'hémorroïdes, l'utiliser diluée à 10 % dans un excipient huileux.

Toxicité

Il n'y a pas de toxicité aux doses indiquées. En revanche, cette huile est contre-indiquée chez le nourrisson et la femme enceinte.

Néroli

(*Citrus aurantium L.*)

Description

L'huile essentielle de Néroli est extraite des fleurs des diverses variétés d'Oranger. Largement utilisée en parfumerie, elle est recueillie parallèlement à l'eau de fleur d'Oranger, qui est aussi réputée pour la peau que l'eau de Rose. Son prix de revient étant assez élevé, on la remplace parfois par de l'huile essentielle d'Oranger petit grain (voir à «Orange»). On préfère généralement la fleur de l'Orange amère, plus suave et plus active.

Principaux constituants

L'huile essentielle de Néroli contient des terpènes : pinène, limonène, caryophillène et camphène, du linalol, du nérol et du géraniol, ainsi que du nérolidol et de la jasmone.

Propriétés physiques connues

- Calmant cardiaque

L'huile essentielle de Néroli calme les contractions cardiaques, l'excitation réflexe du cœur et les palpitations.

- Tranquillisant hypnotique

C'est l'huile essentielle du sommeil : elle calme l'excitation, l'hyperidéation, et favorise l'endormissement. Plus que les huiles essentielles extraites du

Cédrat ou de l'Oranger, elle lutte contre l'insomnie nerveuse.

Propriétés psychiques

L'huile essentielle de Néroli calme en cas d'excitation des nerfs, soigne l'insomnie avec troubles psychiques et inquiétude, et aide à lutter contre les idées fixes et l'empoisonnement mental.

Modalités d'utilisation

3 à 4 gouttes le soir avant de se coucher, dans un peu d'eau de fleur d'Oranger sucrée au miel.

En application locale, diluée à 5 % dans de l'huile d'Amande douce. En frictions sur la nuque en cas de tension nerveuse ou de palpitations.

En bains, diluée à 10 % dans un produit moussant, pour calmer et décontracter (1 cuillère à soupe de ce mélange par bain).

En brumisation, pour créer une ambiance de douceur et de paix.

En frictions après la toilette dans de l'eau de fleur d'Oranger, pour rafraîchir et apaiser.

Diluée à 1 % dans de l'huile d'Amande douce ou du liniment oléocalcaire pour éliminer les tensions de la peau, lorsque celle-ci est sèche.

Toxicité

Il n'y a pas de toxicité aux doses habituelles, sauf des risques de photosensibilisation.

Niaouli

(*Melaleuca quinquenervia Cav.* ou
Melaleuca viridiflora Gaertn.)

Description

Le Niaouli, comme le Mélaleuque et le Cajeput, est une variété d'arbre originaire de Nouvelle Calédonie. Il fait partie de la famille botanique des *Mélaleuca*. C'est à partir de l'huile essentielle extraite d'une des espèces de Niaouli (*Mélaleuca viridiflora*) que l'on fabrique l'huile de Gomen – du nom de la localité dans laquelle cette essence est fabriquée – plus connue sous la terminologie médicale de Goménol. Il s'agit en fait d'huile essentielle de Niaouli partiellement déterpénée pour être moins irritante. On se sert de cette huile goménolée pour les plaies, les tubages, les infections bronchiques et les problèmes O.R.L.

Principaux constituants

L'huile essentielle de Niaouli contient du linalol, de l'eucalyptol, du nérodilol, du cinéole, et du globulol, ainsi que du viridiflorol et divers terpènes.

Propriétés physiques connues

- Antiseptique

Cette huile essentielle est fortement antiseptique, antibactérienne, antivirale, antiparasitaire et antimycosique. Elle agit aussi bien sur les virus respiratoires, digestifs et génitaux, que sur les candidas albicans et sur les bactéries telles que le streptocoque, l'entérocoque, le staphylocoque doré, le bacille tuberculeux et celui de la lèpre. C'est donc un antibiotique. Sa large diffusion dans l'organisme la rend efficace pour désinfecter les urines, les bronches et les voies digestives.

• Immunisant

Elle stimule l'activité anti-infectieuse immunitaire.

• Stimulant cellulaire

L'huile essentielle de Niaouli a un effet stimulant sur la croissance des tissus, qui est mis en évidence lors de la cicatrisation des plaies. Elle agit également sur l'ensemble des tissus de l'organisme.

• Tonique veineux

C'est un décongestionnant agissant particulièrement en cas d'infections sévères pendant lesquelles le sang veineux a tendance à devenir moins fluide.

Propriétés psychiques

L'huile essentielle de Niaouli est tonique, stimulante et revigorante. Elle favorise le lien entre le moi psychique et la conscience, augmente la capacité respiratoire, favorise l'activité des surrénales et de l'hypophyse. Elle aide à lutter contre les influences psychiques négatives en augmentant la capacité émotionnelle de nature maturante et protectrice. Elle permet, lorsqu'on a besoin de soutien psychique et spirituel, de créer une ambiance réconfortante.

Modalités d'utilisation

6 gouttes 3 fois par jour en cas d'infections virales et bactériennes, sur avis médical, et comme traitement complémentaire des soins médicaux classiques.

Elle devrait faire l'objet de recherches cliniques sur les infections staphylococciques sévères, car elle pourrait, dans les cas de septicémies, rendre des services importants.

En application locale, pure ou diluée à moitié dans de l'huile de Millepertuis en cas de lésions de peau infectieuses.

En inhalation, 3 gouttes dans un bol d'eau bouillante, que l'on placera ensuite dans la chambre à coucher.

En brumisation dans l'atmosphère pour désinfecter les locaux.

En suppositoires ou en instillations nasales huileuses, diluée de 1 à 5 %, sur prescription médicale.

Toxicité

Il n'y a pas de toxicité pour l'huile essentielle de Niaouli aux doses habituelles, mais elle est contre-indiquée chez le nourrisson et la femme enceinte.

Oignon

(*Allium cepa L.*)

Description

L'Oignon, comme l'Ail, contient une huile essentielle très puissante, mais son odeur en limite l'utilisation. Sa principale caractéristique est de réduire les catarrhes, c'est-à-dire les inflammations, qu'elles soient allergiques, mécaniques ou circulatoires, comme c'est le cas dans la congestion du bassin.

Principaux constituants

L'huile essentielle d'Oignon contient du dissulfure d'allyle, comme l'Ail, ainsi que des composés phénoliques.

Pathologies

- Abcès

L'huile essentielle d'Oignon aide à faire mûrir les abcès.

- Colite - Congestions du bas-ventre
Inflammations intestinales

Elle a un effet favorable sur les congestions de l'intestin, des organes génitaux et des reins. Elle limite l'inflammation et diminue la stagnation du sang à ces endroits.

- Prostate - Utérus

Elle agit contre les inflammations de la prostate chez l'homme, et aide à décongestionner l'utérus lors des règles douloureuses chez la femme.

- Rhinites allergiques ou vasomotrices

Elle diminue les catarrhes, les éternuements et les écoulements du nez lors des allergies saisonnières.

Propriétés psychiques

L'huile essentielle d'Oignon est un calmant qui favorise la détente nerveuse, s'oppose aux tensions des nerfs et aux passions. Elle convient bien aux tempéraments inquiets et cyclothymiques.

Modalités d'utilisation

Quelques gouttes dans les aliments en cas de colite.

2 à 3 gouttes avant chaque repas avant les règles ou en cas d'inflammation.

Lors des périodes de rhinite, respirer quelques gouttes versées au creux du poignet.

Toxicité

Il n'y a pas de toxicité aux doses habituelles pour cette huile essentielle, mais il ne faut pas en abuser, car elle peut être corrosive par voie externe.

Orange

(*Citrus aurantium L.*)

Description

L'Oranger est un arbre originaire des Indes qui, depuis les Croisades, s'est acclimaté sur tout le pourtour de la Méditerranée, puis peu à peu dans d'autres pays du globe. On extrait l'huile essentielle de toutes les parties de l'Oranger : - des petits fruits non encore mûrs que l'on nomme «petits grains» qui tombent tout seuls juste après que la fleur se soit fanée, on extrait une huile essentielle qui porte leur nom d'huile essentielle d'Oranger petit grain ; - des zestes d'Orange, on extrait l'huile essentielle d'Orange douce zeste ; - et enfin des fleurs de l'Oranger, une huile essentielle connue sous le nom d'huile essentielle de Néroli (voir à ce chapitre). Diverses utilisations de ces huiles essentielles ont été préconisées depuis la plus haute Antiquité pour leurs vertus calmantes, antispasmodiques et fébrifuges.

Orange amère

(*Citrus vulgaris aurantium L. var. Bigaradier*)

L'huile essentielle est extraite de l'Orange amère.

Principaux constituants

L'huile essentielle d'Orange amère contient des terpènes, du limonène, du terpinéol, du linalol, du nérol, du citronnellol et du géraniol, ainsi que quelques coumarines.

Propriétés physiques connues

- Anticoagulant

L'huile essentielle d'Orange amère diminue la coagulation du sang, favorise la fluidification et la circulation veineuse et lymphatique.

- Calmant - Sédatif

Elle est calmante en cas de vertiges, d'anxiété et de troubles neurovégétatifs.

- Carminative

Elle lutte contre les flatulences, l'aérophagie, et les spasmes nerveux avec ballonnements intestinaux.

- Fébrifuge

Elle fait baisser la fièvre, et pour cette raison, était employée autrefois avec le Quinquina.

Propriétés psychiques

L'huile essentielle d'Orange amère calme les nerfs, tout en les tonifiant légèrement. Elle est très utile en cas d'anxiété et de surmenage, lors de l'affaiblissement psychique qui accompagne les maladies chroniques, et pendant la convalescence.

Modalités d'utilisation

Ce sont les mêmes que pour l'huile essentielle de d'Orange douce zeste.

Toxicité

Il n'y a pas de toxicité aux doses habituelles, sauf des risques de photosensibilisation.

Orange douce zeste

(*Citrus aurantium L.*)

Cette huile essentielle est extraite des zestes pressés d'Oranges douces.

Principaux constituants

L'huile essentielle d'Orange douce zeste contient du linalol, du nérol et du géraniol, du citronellal, du citral et du terpinéol.

Propriétés physiques connues

- Antispasmodique - Digestif

Cette huile agit sur les spasmes digestifs et gastriques. Elle soulage en cas d'indigestion, favorise le flux biliaire, et lutte contre la constipation nerveuse.

- Calmant cardiaque

L'huile essentielle d'Orange douce zeste calme le cœur et les tensions nerveuses cardiaques.

- Tonifiant pour la peau

Elle redonne du tonus aux tissus de la peau et aide à raffermir l'épiderme.

Propriétés psychiques

L'huile essentielle d'Orange douce zeste est calmante. Elle agit contre la nervosité, l'inquiétude, l'anxiété, la tristesse, les vertiges et le mal de cœur d'origine nerveuse. Elle apaise les excès de passion qui se portent sur le cœur.

Modalités d'utilisation

De 3 à 4 gouttes 3 fois par jour en cas de troubles digestifs, à prendre en fin de repas.

En application locale, pure, ou mieux, diluée dans de l'huile d'Amande douce à 5 ou 10 %. En frictions sur les zones de peau irritées ou sur le plexus solaire en cas de troubles digestifs.

En bains de bouche : 5 gouttes dans un demi-verre d'eau avec une cuillère à café de bicarbonate de sodium, contre les troubles des gencives et les aphtes.

En bains, diluée à 10 % dans un produit moussant, pour calmer et décontracter (1 cuillère à soupe de ce mélange par bain).

En brumisation dans l'atmosphère, pour détendre ou créer une ambiance de douceur et de paix.

Toxicité

Il n'y a pas de toxicité aux doses habituelles, sauf des risques de photosensibilisation.

Oranger petit grain

(*Citrus aurantium L.*)

Le petit grain est la petite boule verte qui apparaît lorsque la fleur est fanée. C'est lui qui, en mûrissant, donnera l'orange. De nombreux petits grains tombent de l'arbre avant de mûrir. C'est d'eux que l'on extrait l'huile essentielle d'Oranger petit grain.

Principaux constituants

L'huile essentielle d'Oranger petit grain contient des terpènes – myrcène et paramyrcène – du linalol, du nérol et du géraniol.

Pathologies

• Acné

L'huile essentielle d'Oranger petit grain est active sur les germes de l'acné. Elle favorise la guérison des boutons d'acné, ainsi que l'acné rosacée.

Propriétés physiques connues

• Antibactérien

L'huile essentielle d'Oranger petit grain est efficace sur certaines variétés de staphylocoques et sur d'autres germes. Elle est également employée pour guérir les lésions cutanées infectées.

• Antispasmodique - Calmant

C'est un calmant agissant au niveau du cœur, et lors des spasmes digestifs et gastriques. Elle est utile en cas de dystonie d'origine nerveuse.

Propriétés psychiques

L'huile essentielle d'Oranger petit grain calme les nerfs, lutte contre la mélancolie, apaise les excès de passion qui se portent sur le cœur, et la tristesse induite par le manque d'affection. C'est un remède contre les douleurs nerveuses du cœur induites par de tels sentiments.

Modalités d'utilisation

Ce sont les mêmes que pour l'huile essentielle d'Orange douce zeste.

Toxicité

Il n'y a pas de toxicité aux doses habituelles, sauf des risques de photosensibilisation.

Origan

(*Origanum vulgare L.*)

Description

L'huile essentielle d'Origan est très réputée pour son pouvoir bactéricide et antiviral. L'Origan, appelé aussi Marjolaine sauvage, est depuis longtemps utilisé comme aromate. Les Anciens s'en servaient comme contrepoison. Pline vante ses effets contre la pneumonie, la toux et la pleurésie. Hildegarde de Bingen le recommande pour soigner les irritations de la peau et la lèpre.

Principaux constituants

L'huile essentielle d'Origan est riche en terpènes (pinène), en terpinéol, thymol et carvacrol.

Pathologies

- Maladies de peau

Diluée, elle peut améliorer le psoriasis et les mycoses, ainsi que les infections de la peau, notamment l'impétigo staphylococcique.

- Refroidissements

Elle est sudorifique, tonique, et aide à lutter contre les effets des refroidissements.

- Sinusite

Par son pouvoir sternutatoire, elle aide à désencombrer les sinus.

Propriétés physiques connues

- Anti-infectieux

L'Origan est l'un des plus puissants anti-infectieux connus ; son huile essentielle est active à la fois sur les bactéries, les virus, les parasites et les mycoses.

- Antiseptique

L'huile essentielle d'Origan est un fort antiseptique d'assez large spectre. Elle fluidifie également les sécrétions bronchiques et est donc utile pour soigner toutes les maladies infectieuses des poumons.

- Stimulant immunitaire

L'huile essentielle d'Origan tonifie le système immunitaire.

Propriétés psychiques

L'huile essentielle d'Origan est tonique, et renforce l'énergie vitale et psychique. Elle aide à s'adapter, notamment en cas d'infection. C'est un excitant du système nerveux central ; elle renforce le tonus nerveux général et la conscience. Elle peut être employée en cas de fatigue et de manque d'énergie, et fonctionne un peu comme un aiguillon, c'est-à-dire qu'elle crée une sorte de stress positif qui amène au dépassement de soi et renforce l'activité physique, psychique et mentale.

Modalités d'utilisation

Par voie orale, 1 à 3 gouttes par jour en cas de troubles digestifs, d'infections diverses, diluée dans du miel ou dans de la mie de pain. On peut l'utiliser en association avec d'autres essences antiseptiques, comme celles de Thym, de Girofle et de Cannelle.

En inhalation en cas de bronchite ou de sinusite : 1 à 2 gouttes dans de l'eau bouillante avant de se coucher.

En frictions, diluée à 5 %, au niveau de la nuque en cas de grippe, de maladie virale ou de maladie infectieuse.

En brumisation dans l'atmosphère ou dans la chambre à coucher pour désinfecter. On peut l'utiliser dans les locaux publics en périodes d'épidémies.

Toxicité

L'huile essentielle d'Origan doit être utilisée avec prudence par voie externe, car elle irrite la peau et peut même se révéler corrosive. Par voie interne, il ne faut pas dépasser les doses recommandées, car cette huile risque d'irriter également le tube digestif.

Palmarosa

(*Cymbopogon martinii Stapf.*)

Description

Le Palmarosa (*Cymbopogon martinii Stapf.*) est une herbe qui pousse à l'état sauvage, comme la Citronnelle. Il en existe plusieurs variétés que l'on trouve en Afrique, en Inde, à Java et à Madagascar. On le confond souvent avec la Citronnelle, bien que son odeur soit très différente de celle-ci et rappelle plutôt la Rose – d'où son nom – ou encore le Géranium. Souvent, d'ailleurs, ces essences sont falsifiées par addition de Palmarosa. L'huile essentielle de Palmarosa est également appelée «essence de Géranium indienne».

Principaux constituants

L'huile essentielle de Palmarosa contient du farnésol, du géraniol, un peu de linalol et de citronnellol.

Pathologies

- Décalage horaire

Comme l'huile essentielle de Rose, elle agit sur les centres de l'éveil et aide à lutter contre les effets soporifiques du décalage horaire.

- Soins de la peau

Elle agit favorablement sur les boutons infectés, en particulier ceux de l'acné, un peu comme le Géranium. Elle est tonique pour l'épiderme et stimule les peaux "fatiguées".

Propriétés physiques connues

• Antidépresseur - Stimulant

L'huile essentielle de Palmarosa, à dose modérée, active l'éveil et stimule la volonté. Elle est tonique en cas de déprime et de manque d'éveil.

• Antiseptique

Elle agit sur de nombreux germes, en particulier sur certains staphylocoques. Elle est également antivirale et antifongique (contre les mycoses).

• Tonique musculaire

L'huile essentielle agit sur tous les muscles lisses, le cœur, l'utérus, les vaisseaux sanguins, et favorise leur fonctionnement.

Propriétés psychiques

L'odeur de l'huile essentielle de Palmarosa est douce et suave comme celle de la Rose de Damas, mais avec une dominante citronnée. Ce mélange produit des effets spirituels rappellant ceux de l'huile essentielle de Rose. Ils ne sont pas aussi intenses, car ils sont tempérés par l'action de la note citronnée qui rapproche de la polarité matérielle. Cette huile tonique et stimulante agit sur la partie matérielle de notre être en favorisant l'élévation de la conscience et des aspects mentaux de notre nature. Elle favorise la concentration, mais plus sur un plan matériel par rapport à la Rose, qui éveille davantage nos facultés spirituelles. Elle stimule l'hypophyse, le thymus et le cœur, aide à la visualisation et à la création mentale, et mobilise l'énergie de la Force Vitale dans un but curatif.

Modalités d'utilisation

On peut prendre 1 à 2 gouttes 3 fois par jour.

Pour l'acné, mettre l'huile essentielle de Palmarosa diluée à 1 % dans de l'huile de Millepertuis, de Calophylle, ou dans de l'eau boratée.

Pour bénéficier de ses vertus stimulantes, on peut l'utiliser en brumisation.

Pour obtenir un effet tonique, respirer quelques gouttes versées sur le poignet, côté interne du bras.

En gel, pour l'hygiène plantaire et les mycoses, diluée de 3 à 5 %.

Pour un bain tonique, utiliser l'huile essentielle diluée à 5 % dans une huile pour bain ou un dispersant (1 cuillérée à soupe de ce mélange par bain).

On peut également en faire des inhalations.

Toxicité

Il n'y a pas de toxicité pour cette huile essentielle aux doses médicinales. Cependant, ayant une action tonique sur l'utérus, elle est contre-indiquée chez la femme enceinte.

Patchouli

(*Pogostemon patchouli*)

Description

C'est l'huile essentielle la plus puissante issue du règne végétal. Elle est extraite d'une plante ressemblant à la Sauge, mais pouvant mesurer jusqu'à un mètre de haut, cultivée en Indonésie et à Madagascar.

Principaux constituants

L'huile essentielle de Patchouli est riche en terpènes antiseptiques : patchoulène, pinène, limonène et cadinène, en patchoulol, guaiacol, pogostol, ainsi qu'en aldéhydes cinnamiques.

Propriétés physiques connues

- Anti-inflammatoire cutané - Cicatrisant antiseptique

L'huile essentielle de Patchouli soigne les lésions irritées, eczématisées, fissurées, et les dermites séborrhéiques.

- Antiseptique

Elle a une activité antimicrobienne intéressante sur les bacilles streptococcique et staphylococcique.

- Décongestionnant veineux

Elle aide à limiter les congestions veineuses et peut être utilisée en cas de dermite de stase veineuse et d'eczéma variqueux.

• Tonique

Elle est modérément tonique, mais son odeur lui donne des vertus stimulantes.

Pathologies

• Fissures anales - Hémorroïdes

Elle est tonique pour les veines hémorroïdaires et aide à cicatriser et désinfecter les fissures anales.

Propriétés psychiques

L'huile essentielle de Patchouli a une odeur pénétrante et persistante utilisée en parfumerie pour fixer les autres parfums qui lui sont associés. Elle a la faculté de donner du courage, du tonus et de la joie aux personnes faibles, tristes et mélancoliques.

Modalités d'utilisation

Pour obtenir un effet tonique, prendre 1 à 2 gouttes pures, 2 à 3 fois par jour.

Diluée dans de l'huile d'Amande douce ou de Millepertuis, elle peut être appliquée sur les dermites fissurées ou séborrhéiques, les eczémas variqueux et les fissures anales.

En brumisation dans l'atmosphère, elle peut servir à détruire les germes et créer une ambiance tonique.

Toxicité

Cette huile n'est pas toxique aux doses habituelles.

Pétasites

(Petasites officinalis Moench.)

Description

La Pétasites est une plante dont on a perdu l'utilisation courante, bien qu'elle soit très efficace pour soigner l'asthme et l'eczéma. Son huile essentielle est peu connue, et donc peu étudiée. Elle agit comme antiasthmatique, mais le manque d'expérimentations fait qu'elle est réservée à la prescription médicale. En teinture mère, la plante calme parfaitement le terrain asthmatique et prévient les crises d'asthme.

Principaux constituants

L'huile essentielle de Pétasites est riche en esters (angélates de pétasyle), et en lactones (érémophilanolides).

Propriétés physiques connues

- Eczéma

  L'huile essentielle de Pétasites calme les démangeaisons de l'eczéma.

- Hypertension

  Elle fait baisser la tension.

Propriétés physiques connues

- Antiasthmatique

Elle dilate parfaitement les bronches et fluidifie les sécrétions.

- Antispasmodique très puissant

Elle a été comparée à la Papavérine et serait encore plus puissante.

Propriétés psychiques

Non expérimentées.

Modalités d'utilisation

L'huile essentielle de Pétasites ne s'emploie qu'en usage externe.

En inhalation (1 à 2 gouttes dans de l'eau chaude), ou en brumisation.

En cas de crise d'asthme, faire des frictions avec une goutte d'huile essentielle pure ou de l'huile essentielle diluée à 1 % dans de la teinture de Pétasites, sur la nuque, sous les bras, entre les omoplates et le long de la colonne vertébrale.

Toxicité

L'huile essentielle de Pétasites peut être toxique par voie orale. Elle est contre-indiquée chez le nourrisson, le petit enfant, la femme enceinte, et peut l'être également chez les personnes âgées. Elle est réservée à un usage médical.

Pin sylvestre

(Pinus sylvestris L.)

Description

Le Pin sylvestre est l'un des Conifères les plus répandus. On distille à la fois sa résine, son écorce et ses aiguilles, et on en extrait la Térébenthine. Il en existe plusieurs variétés, dont le Pin sylvestre de Sibérie ou Sapin de Sibérie (voir à «Sapin»), qui est la plus recherchée. Le Pin maritime (*Pinus pinaster*), cultivé en France dans les Landes, est l'un de ses proches parents.

Principaux constituants

Principalement riche en pinène qui lui confère ses vertus antiseptiques, l'huile essentielle de Pin sylvestre contient également un peu de limonène qui lui donne une saveur légèrement citronnée.

Pathologies

- Circulation

L'huile essentielle de Pin sylvestre est un puissant tonique des systèmes lymphatique et veineux. Elle est décongestionnante car elle favorise la circulation qui agit sur les stases et les œdèmes.

- Rhumatismes

En tant qu'anti-inflammatoire et tonique lymphatique, l'huile essentielle de Pin sylvestre exerce un effet bienfaisant sur les rhumatismes, lorsqu'elle est utilisée en frictions locales.

• Voies urinaires

Prise par voie orale, l'huile essentielle de Pin sylvestre passe dans l'urine où elle exerce un pouvoir antiseptique utilisé autrefois pour soigner les cystites et les infections à colibacilles.

Propriétés physiques connues

• Antiseptique

L'huile essentielle de Pin sylvestre est réputée pour son action antiseptique. Elle peut être utilisée pour assainir les locaux publics.

• Désinfectant respiratoire

En inhalation, l'huile essentielle de Pin sylvestre est très utile pour désinfecter les bronches. Elle est également recommandée dans les cas de sinusite, de rhinite allergique, et d'inflammation des voies aériennes.

Propriétés psychiques

L'huile essentielle de Pin sylvestre est active sur les poumons ; elle augmente la capacité respiratoire et tonifie la circulation sanguine et lymphatique. Il est certain que le fait de stimuler ces fonctions augmente le tonus psychique général : plus on respire correctement, plus il y a d'énergie disponible pour le psychisme. On peut donc dire que cette huile favorise le tonus psychique. Par ailleurs, elle stimule l'hypophyse par son action directe sur les centres olfactifs ; elle renforce donc aussi le tonus sympathique général. En fait, elle augmente les fonctions de toutes les glandes qui agissent sur le psychisme, notamment les surrénales. L'effet psychique induit par l'huile essentielle de Pin de Sibérie se traduit par un renforcement de la vigueur, du courage et de la force de volonté qui sont nécessaires à l'expression des facultés positives de notre être.

Modalités d'utilisation

Par voie orale : 6 gouttes par jour dans du miel en cas de problèmes de gorge, de bronchite ou de sinusite. Il existe de nombreuses préparations contenant de l'essence de Pin, mais en général, il s'agit plutôt du Pin maritime, riche en térébenthine.

En inhalation : de 3 à 5 gouttes dans un bol d'eau chaude en cas de sinusite ou de bronchite.

Pour favoriser la circulation au niveau des lymphatiques, prendre des bains avec de l'huile essentielle diluée à 20 % dans un dispersant.

Il est également possible de faire des cataplasmes avec de l'argile verte, de l'eau et quelques gouttes d'huile essentielle de Pin sylvestre et de Romarin camphré.

Enfin, le simple fait d'effectuer des brumisations dans l'atmosphère suffit à créer une ambiance agréable qui rappelle les forêts de conifères, tout en désinfectant les locaux.

Toxicité

On ne rapporte pas de cas d'intoxication avec le Pin sylvestre, sauf bien sûr lorsque les doses utilisées sont trop fortes. En revanche, la variété d'huile essentielle extraite du Pin maritime peut provoquer des allergies.

Ravensare

Le Ravensare est un arbuste originaire de Madagascar. Il en existe deux variétés que nous allons étudier séparément car leurs huiles essentielles ont des vertus assez différentes.

Ravensare anisé

(*Ravensara anisata S.*)

Description

Comme son nom l'indique, cette huile essentielle a une odeur fortement anisée. Elle agit très bien en inhalation, mais ne doit pas être utilisée par voie orale.

Principaux constituants

Cette huile contient de nombreux terpènes et phénols, dont le chavicol.

Pathologies

- Névralgie - Sciatique

L'huile essentielle de Ravensare anisé a une action à rapprocher de celle du Camphre sur les douleurs nerveuses et les contractures musculaires.

Propriétés physiques connues

- Digestif

L'huile essentielle de Ravensare anisé, un peu comme l'Anis et les plantes carminatives méditerranéennes, stimule les sécrétions digestives, lutte contre les fermentations, et accélère la digestion.

- Galactogène

Comme l'Anis et l'Aneth, elle favorise la montée de lait et stimule la lactation.

- Œstrogénique

Cette huile est de nature œstrogénique ; elle favorise la venue régulière des règles et diminue les douleurs menstruelles.

Propriétés psychiques

L'huile essentielle de Ravensare anisé est de polarité maternelle et maturante. Elle permet de développer des facultés psychiques féminines, telles que l'intuition, la sensibilité et la perception empathique, chez les personnes qui prennent le temps de s'intéresser à ces sujets.

Modalités d'utilisation

Cette huile essentielle doit uniquement être utilisée par voie externe ou en parfum.

En cas de douleurs menstruelles, en appliquer 1 à 2 gouttes sur le bas-ventre.

En cas de douleurs – de sciatique par exemple – faire des frictions sur le dos et sur les douleurs elles-mêmes avec le mélange suivant, dilué à moitié dans de l'eau : 5 % d'huile essentielle de Ravensare anisé pure, 95 % de teinture de Copahu.

Toxicité

Étant toxique, cette huile ne doit pas être absorbée par voie orale. Elle est très irritante pour le tube digestif et peut provoquer des saignements. Il ne faut l'utiliser ni chez le jeune enfant, ni chez la femme enceinte.

Ravensare aromatique

(*Ravensara aromatica S.*)

Description

Le Ravensare aromatique fait partie de la nombreuse famille des Baumiers, et on peut le confondre avec certaines variétés de Camphriers.

Principaux constituants

L'huile essentielle de *Ravensara aromatica S.* contient des terpènes de la variété des pinènes, divers oxydes, notamment le cinéole.

Pathologies

• Acné

Dans les lésions kystiques et inflammatoires de l'acné, cette huile essentielle assure une nette amélioration. Même si elle ne traite pas la cause de l'acné, elle aide à en diminuer les effets cutanés. C'est un bon cicatrisant.

Propriétés physiques connues

• Antiviral

L'huile essentielle de Ravensare aromatique présente des propriétés antivirales avérées contre toutes les variétés d'herpès : les boutons de fièvre, le zona et les mononucléoses. Elle agit également sur le virus grippal.

- <u>Cicatrisant</u>

  Elle assèche les lésions et favorise la cicatrisation.

Propriétés psychiques

L'huile essentielle de Ravensare aromatique est tonique, en particulier pour le thymus et le système neurovégétatif. Elle aide à lutter contre les désordres nerveux et psychiques occasionnés par les maladies infectieuses virales. Elle agit sur le moral, en redonnant du courage. Enfin, elle renforce l'autonomie du moi, ce qui permet d'améliorer les défenses immunitaires.

Modalités d'utilisation

Sur les boutons de fièvre, 1 goutte 6 fois par jour associée à de l'huile de Millepertuis. En principe, les lésions disparaissent rapidement, surtout si on a eu soin de commencer les applications dès les premiers signes.

Dans le cas de maladies virales, 2 gouttes 3 fois par jour. En frictions sur la nuque et le dos en cas de grippe.

En inhalation, également dès le début des signes grippaux.

Pour les boutons du visage, diluer l'huile essentielle à moitié dans de l'huile de Millepertuis.

En bains, diluée à 10 % dans de l'huile d'Amande douce pour fortifier et tonifier (1 à 2 cuillères à soupe dans l'eau du bain).

Toxicité

C'est certainement une des huiles essentielles les mieux tolérées par la peau. Il n'y a pas d'intoxication aux doses habituelles.

Romarin

L'huile essentielle de Romarin est certainement l'une des plus anciennes à avoir été utilisées, tant sur le plan thérapeutique que pour des raisons mystiques. Au Moyen Âge, on employait l'eau distillée de Romarin pour ses nombreuses vertus curatives. Certains alchimistes la citent, dont Raymond Lulle et Arnauld de Villeneuve. On retrouve cette plante dans l'Eau de la Reine de Hongrie, dont la recette, si on en croit la légende, aurait été transmise à la reine par un ange. Le Romarin entre aussi dans la composition du Vinaigre des Quatre Voleurs. Il s'agissait de voleurs qui durent divulguer leur formule secrète pour sauver leur vie. Ils se frictionnaient le corps avec un vinaigre contenant de nombreuses huiles essentielles, ce qui les préservait de la peste. Cette formule a été longtemps conservée dans le codex de pharmacie. Paracelse faisait aussi préparer un baume antalgique à partir de Camphre et de Romarin. Il faut toutefois savoir qu'il y a deux variétés importantes de Romarin : l'une est surtout connue pour ses vertus hépatiques, l'autre possède une action sur le cœur, mais fait moins de bien au foie, et peut même être parfois toxique pour cet organe si la dose utilisée est trop forte. Les vertus de ces deux types de Romarin sont liées à leurs constituants qui en font deux huiles essentielles assez différentes l'une de l'autre.

Romarin camphré

(Rosmarinus officinalis camphoriferum)

Description

Ce Romarin diffère du Romarin officinal par la couleur très bleutée de ses fleurs, et par son odeur plus camphrée. Il se développe dans les mêmes régions.

Principaux constituants

Le Romarin camphré, comme son nom l'indique, est principalement riche en camphre, d'où son action tonique aux niveaux cardiaque et respiratoire. Il a aussi un peu de pinène antiseptique et antispasmodique, ainsi que des dérivés proches de ceux du Romarin officinal, ce qui lui confère également une action sur le foie.

Propriétés physiques connues

- Action sur le cœur

À faible dose, c'est un tonique cardiaque et respiratoire qui peut se révéler utile en cas de choc. Mais si l'on augmente la dose, au lieu d'être hypertenseur, il devient alors dépresseur et hypotenseur, ce qui peut aggraver une défaillance cardiaque. Comme c'est d'ailleurs le cas pour le Camphre, il ne faut pas l'utiliser en dehors des recommandations médicales si l'on est cardiaque ou hypertendu.

• Décontractant musculaire

L'action principale du Romarin camphré se porte sur les muscles. C'est un très bon décontractant dans les cas de torticolis, de courbatures, de crampes ou de douleurs musculaires. On peut l'associer au Camphre pour soulager une sciatique.

Propriétés psychiques

Le Romarin camphré agit surtout sur le cœur. Il tonifie la Force Vitale dans le système sympathique et les capillaires, favorisant ainsi la circulation de l'énergie psychique. Cependant, il ne faut pas l'utiliser trop longtemps, en trop grandes quantités ou trop souvent, car son effet s'épuise rapidement et peut même conduire à un épuisement nerveux.

Modalités d'utilisation

Il ne faut pas utiliser l'huile essentielle de Romarin camphré par voie buccale. Elle doit être réservée aux frictions sur les contractures. Parfois, une seule application suffit.

On peut l'inclure dans un liniment, diluée à 1 ou 5 %, et utiliser ce mélange en embrocations musculaires avant l'effort physique.

Utilisée en brumisation dans l'atmosphère, elle permet de créer des ambiances aromatiques.

Son effet est fonction des doses : à faible dose, il est tonique, à forte dose, sédatif.

Toxicité

L’huile essentielle de Romarin camphré est toxique aux niveaux cardiaque et hépatique. Mais cela n’est pas le cas à faible dose.

Contre-indication

L’huile essentielle de Romarin est contre-indiquée chez le nourrisson, le jeune enfant et la femme enceinte.

Romarin officinal

(*Rosmarinus officinalis verbenoniferum*)

Description

Ce Romarin, aux petites fleurs bleu clair tirant sur le violet, pousse sur tout le pourtour méditerranéen. Il sent un peu la Verveine et agit sur le foie.

Principaux constituants

L'huile essentielle est riche en verbénone actif sur le foie, en camphre tonique et antalgique décontractant, ainsi qu'en divers autres constituants, tels le bornéol et le cinéole à action nerveuse.

Pathologies

• Cuir chevelu

Le Romarin est un bon tonique du cuir chevelu, qu'il revitalise. Il permet d'éliminer les pellicules.

Propriétés physiques connues

• Action hépatique et biliaire

Le Romarin officinal est actif sur le foie ; il a, sur cet organe, une action à la fois réparatrice et tonique. Il favorise l'évacuation biliaire et la détoxication du foie, fluidifie les sécrétions hépatiques, et sous forme de distillat ou d'infusion, permet la réparation des cellules hépatiques.

- Antispasmodique

Le Romarin officinal est antispasmodique. Cependant, son action est moins puissante que celle du Romarin camphré.

- Expectorant - Mucolytique

Le Romarin favorise l'expectoration bronchique et la dissolution du mucus. Il a de plus une activité modérée antiseptique.

Propriétés psychiques

Le Romarin exerce une forte action sur le plexus solaire, qu'il équilibre et dont il neutralise les excès. Il permet de faire face en cas de stress, exerce un pouvoir tonique sur le foie et lutte contre les troubles biliaires. D'un point de vue psychique, cette plante est un bon stimulant quand on "se fait de la bile". Elle redonne force et vigueur en agissant sur l'hypophyse, le plexus solaire et le foie. Les personnes ayant tendance à être un peu aigries, inquiètes et suspicieuses peuvent l'utiliser pour renforcer leurs pensées positives. L'huile essentielle de Romarin peut nous aider si l'on est frileux à cause d'un manque de tonus hépatique.

Modalités d'utilisation

L'huile essentielle de Romarin peut être utilisée en inhalation pour ses vertus respiratoires.

Par voie orale, il ne faut pas dépasser 3 gouttes par jour, de préférence en fin de repas pour stimuler la digestion. Ne pas utiliser de manière prolongée.

Il est préférable de faire des frictions sur le creux de l'estomac, qui est la zone de projection du plexus solaire. Pour cela, diluer l'huile essentielle de 1 à 5 % dans un support huileux, et utiliser quelques gouttes de ce mélange.

On peut également prendre des bains toniques avec de l'huile essentielle de Romarin diluée de 10 à 20 % dans une huile pour bains. Ne pas dépasser une cuillère à soupe de ce mélange.

Le Romarin entre également dans des compositions de lotions pour la repousse des cheveux, contre les mycoses, ou dans des baumes antalgiques et décontracturants. Il est alors bien sûr utilisé par voie externe.

Toxicité

Il ne faut pas dépasser les doses prescrites, car cette huile peut provoquer des crises de convulsions, et à forte dose, son effet s'inverse : elle devient toxique pour le foie. Elle est contre-indiquée chez le nourrisson, le jeune enfant et la femme enceinte.

Rose

(*Rosa damascena L.*)

Description

Autrefois, la Rose était cultivée en Orient ; aujourd'hui, il en existe de très nombreuses variétés, dont quatre sont spécialement utilisées pour des soins cosmétiques ou médicaux.

La Rose de Damas, qui fleurit toute l'année dans les jardins orientaux, est l'ancêtre des Roses européennes. Elle est cultivée dans les Balkans, en Turquie et en Afrique du Nord. C'est elle qui fournit l'huile essentielle de Rose naturelle. On lui donne parfois la dénomination de «Rose de Grasse» ou de «Rose de Bulgarie», mais ces dernières ne sont en fait que des variétés de la Rose de Damas. L'huile essentielle de Rose ne doit pas être confondue avec celle de Bois de rose qui est extraite d'un arbre de Guyane.

Parmi les autres Roses, on peut citer la Rose de Provins (*Rosa gallica L.*), ou Rose rouge, que l'on reconnaît à sa couleur pourpre foncé et à son aspect velouté. Elle est issue d'un coupage entre l'Églantier d'Europe et probablement la Rose de Damas, laquelle fut introduite en Europe par les Croisés. C'est avec cette variété que sont préparées la plupart des compositions thérapeutiques astringentes.

La Rose pâle de Perse (*Rosa centifolia L.*) est de couleur plus claire, plus rosée, avec un feuillage plus dru, «aux cent feuilles». Elle est utilisée principalement pour fabriquer l'eau de Rose.

Le Rosier sauvage, ou Églantier (*Rosa canina L.*), moins parfumé, est réputé pour ce que l'on peut considérer comme un fruit : le Cynorrhodon. Ce dernier est une des principales sources connues de vitamine C.

Principaux constituants

L'huile essentielle de Rose est riche en géraniol, citronnellol, eugénol, nérol, linalol, farnésol, et damascénone. Elle a la caractéristique de se solidifier à basse température.

Propriétés physiques connues

- Antihémorragique

Son action astringente fait qu'elle resserre les vaisseaux sanguins et aide à lutter contre les saignements.

- Astringente

Elle favorise le resserrement des tissus et peut être utilisée en cas de diarrhée ou de saignements.

- Cicatrisant - Soins de la peau

Elle resserre les tissus, favorise la cicatrisation des plaies, et de ce fait, peut être utilisée en soins cosmétiques.

- Expectorant - Mucolytique

Elle favorise l'élimination de l'excès de mucus bronchique lors des infections, et aide à soigner les bronchites.

• Tonique

L'huile essentielle de Rose de Damas exerce une action tonique sur le système sympathique, les poumons, le cerveau, le foie et l'intestin.

Propriétés psychiques

L'huile essentielle de Rose est principalement utilisée pour ses vertus psychiques. C'est en effet un tonique nerveux et sympathique très puissant. Sur le plan psychique, son action élective se porte sur le cœur. Cette huile aide à s'élever au-dessus des passions et à fortifier le psychisme. Elle donne du courage, des forces, de l'énergie, et favorise la projection des pensées, la visualisation et la concentration. Elle crée une ambiance propice au travail spirituel.

Modalités d'utilisation

L'huile essentielle de Rose peut être utilisée en respiration, en brumisation ou en application sur la peau, au creux du poignet. Une très petite quantité suffit, car sa fragrance est assez puissante pour créer l'état moral recherché.

On peut aussi l'utiliser diluée de 1 à 5 % dans de l'alcool. Dans ce cas, il suffit de verser sur soi quelques gouttes de ce mélange.

Pour des bains toniques, mettre de l'huile essentielle de Rose diluée à 1 % dans une huile pour bains (une cuillère à soupe de ce mélange par bain).

La très grande quantité de fleurs nécessaire pour obtenir l'huile essentielle de Rose explique sa rareté. C'est aussi la raison pour laquelle cette huile est très chère ; elle doit donc être utilisée parcimonieusement et avec beaucoup de respect.

Toxicité

Il n'y a pas de toxicité pour l'huile essentielle de Rose, à condition qu'elle soit naturelle. Or, il existe dans le commerce des essences synthétiques de Rose qui n'apportent aucun des bienfaits de l'huile essentielle de Rose naturelle. Ces essences sont chimiques ou reconstituées, et peuvent se révéler extrêmement toxiques.

Sabine

(*Juniperus sabina L.*)

Description

La Sabine est un arbrisseau qui ressemble un peu au Cyprès. Son odeur évoque celle de la Térébenthine. L'huile essentielle ne doit pas être absorbée, car elle est détergente et extrêmement corrosive. Ses effets ressemblent à ceux du Cèdre de Virginie (*Juniperus virginiana*).

Principaux constituants

L'huile essentielle de Sabine contient surtout des terpènes : du pinène et du cadinène, ainsi que du sabinol.

Propriétés physiques connues

- Corrosif - Détergeant pour les plaies

Posée sur la peau, cette huile essentielle provoque une vive irritation suivie d'une vésication. On peut dire qu'elle ronge la peau et détruit les tissus, d'où son pouvoir dit «escharotique» (qui détruit les tissus) utile pour détruire les végétations.

Modalités d'utilisation

Elle ne doit être prescrite que sur ordonnance médicale, et utilisée seulement par voie externe, en dilution à 1 ou 5 %, sur les lésions végétantes.

Toxicité

L'huile essentielle de Sabine étant toxique et irritante par voie externe et interne, elle ne doit pas être absorbée. Elle ne peut être utilisée que sur prescription médicale et est interdite chez l'enfant et la femme enceinte.

Santal

(*Santalum album L.*)

Description

Le Santal est un arbre originaire de l'Inde, à l'écorce très jaune. C'est de cette écorce qu'est extraite l'huile essentielle. Au début du siècle, l'huile était largement utilisée pour combattre les maladies infectieuses des voies urinaires. Depuis la plus haute Antiquité, le bois de Santal est utilisé dans les rituels de différentes religions. Il ne faut pas confondre le Santal avec le Santal rouge (*Pterocarpus santalinus*), légumineuse servant de colorant en teinturerie et permettant d'obtenir une couleur rouge grenat.

Principaux constituants

L'huile essentielle de Santal contient surtout du santalène. Il renferme également du santalal et de l'acide santalique.

Propriétés physiques connues

- Antiseptique urinaire

L'huile essentielle de Santal est efficace sur de nombreux germes, notamment ceux qui infectent les voies urinaires : les colibacilles et les gonocoques.

- Décongestionnant urinaire

C'est une huile réputée pour son action décongestionnante des voies urinaires, de la vessie et des annexes, notamment la prostate chez l'homme. Elle est utile en cas de prostatite et de cystite.

- Décongestionnant veineux

Elle diminue l'inflammation des veines et lutte contre les hémorroïdes.

- Démangeaisons - Eczéma - Lichen

Elle calme les irritations de la peau et apaise les démangeaisons.

Propriétés psychiques

L'huile essentielle de Santal fait partie des essences utilisées à des fins mystiques. Elle permet d'élever la conscience et de la tourner vers la parcelle divine qui est en nous. Elle aide à lutter contre toute forme d'excès et d'intempérance, libère le mental de l'influence des sens et des idées fixes, tout en développant notre vision spirituelle des choses. Elle nous aide à acquérir la paix et la sérénité, en nous détournant de toute influence matérielle ou matérialiste.

Modalités d'utilisation

Contre les infections urinaires, on peut absorber jusqu'à 5 gouttes d'huile essentielle de Santal 3 fois par jour. Il est également possible de prendre des gélules contenant de l'huile essentielle, mais uniquement sur prescription médicale.

En application externe, pure sur des lésions de peau qui démangent ; mais cet effet étant transitoire, l'application ne doit pas être trop prolongée.

Pour désinfecter les bronches, faire des inhalations en mettant 3 à 5 gouttes dans un bol d'eau chaude.

Pour les boutons du visage, faire des fumigations en se mettant au-dessus d'un bol contenant de l'eau bouillante et 3 à 5 gouttes d'huile essentielle.

Pour bénéficier des effets psychiques de cette huile essentielle, on peut l'utiliser en brumisation dans l'atmosphère, ou respirer simplement l'essence qui s'évapore du flacon.

Toxicité

Il n'y a pas de toxicité aux doses médicinales. Comme la plupart des huiles essentielles, il vaut mieux cependant ne pas l'utiliser chez le nourrisson et la femme enceinte.

Santoline

(*Santolina chamæcyprissus L.*)

Description

La Santoline est une plante des montagnes, amère et aromatique, d'odeur très forte et pénétrante. Dans les jardins, elle sert à agrémenter les bordures ou comme plante d'ornement. Elle est principalement employée comme vermifuge, associée au Semen contra et à la Tanaisie. Cependant, elle n'est pas sans danger et il vaut mieux l'utiliser par voie externe.

Principaux constituants

L'huile essentielle de Santoline contient surtout du pinène, du camphène, et des santolinénones.

Propriétés physiques connues

- Antifongique

L'huile essentielle de Santoline a un effet sur certaines mycoses.

- Antiparasitaire

Elle tue les ascaris et les oxyures, ce pour quoi elle est essentiellement utilisée.

- Antispasmodique digestif

Elle calme les spasmes digestifs liés aux parasitoses intestinales.

Propriétés psychiques

Non expérimentées.

Modalités d'utilisation

Il est fortement déconseillé de prendre cette huile essentielle par voie orale. Il est préférable de faire des frictions avec 1 à 2 gouttes sur le ventre et dans la région du nombril, matin et soir pendant 3 jours, sur prescription médicale. Il existe des vermifuges naturels plus faciles à utiliser, comme le Semen contra ou les graines de pépins de Courge.

Toxicité

L'huile essentielle de Santoline est toxique pour le système nerveux, et abortive ; il ne faut donc pas l'utiliser chez le nourrisson et la femme enceinte.

Sapin

Description

Les Sapins font partie de la famille des Conifères. On confond parfois leurs huiles essentielles avec celles des Pins sylvestres. Il en existe plusieurs variétés, assez proches les unes des autres. Toutes sont réputées pour assainir l'atmosphère et soigner la bronchite. Nous étudierons deux huiles essentielles : celle de Sapin baumier ou Sapin du Canada (*Abies balsamæ L.*), et celle de Sapin de Sibérie ou Pin de Sibérie (*Abies sibirica Ledeb.*).

Sapin baumier du Canada

(*Abies balsamæ L.*)

Description

Le Sapin baumier est ainsi dénommé car il fournit le «Baume du Canada».

Principaux constituants

L'huile essentielle est riche en terpènes (pinène, carène et camphène), en acétate de bornyle et en juvabione.

Propriétés physiques connues

- Désinfectant des bronches

L'huile essentielle de Sapin baumier désinfecte les bronches et est efficace en cas de sinusite, de trachéite et de rhinite.

Propriétés psychiques

Cette huile essentielle tonique et stimulante échauffe et favorise la respiration. Elle augmente l'incorporation de la Force Vitale dans le sang et stimule les facultés psychiques, l'éveil et la concentration. Elle peut être utilisée en cas de faiblesse, de fatigue psychique et de manque de concentration engendrés par une mauvaise capacité respiratoire. En renforçant cette dernière, l'huile essentielle de Sapin favorise la régénération de l'énergie psychique.

Modalités d'utilisation

Cette huile est essentiellement utilisée en inhalation, à raison de 2 à 3 gouttes dans un bol d'eau bouillante.

En respiration, 1 goutte sur le dos de la main, ou dans la "tabatière anatomique", petit creux qui se forme du côté du pouce, près du poignet, lorsqu'on soulève le pouce. C'est dans cette dépression entre deux tendons que l'on plaçait le tabac à priser.

D'ailleurs, vous constaterez que cette huile essentielle, lorsque vous la respirez à pleins poumons, peut faire éternuer, ce qui favorise l'expulsion des mucosités bronchiques et nasales. Elle ne doit pas être absorbée par voie orale.

En brumisation dans l'atmosphère, elle peut servir de parfum d'ambiance ou être utilisée pour désinfecter des locaux.

Toxicité

Bien que non toxique aux doses médicinales, il est recommandé de s'abstenir de prendre cette huile, qui peut parfois être frelatée par de l'essence de Térébenthine, par voie orale. Elle est contre-indiquée pour le nourrisson et la femme enceinte.

Sapin de Sibérie

(*Abies siberica Ledeb.*)

Description

Le Sapin de Sibérie est aussi appelé Pin de Sibérie.

Principaux constituants

L'huile essentielle est riche en terpènes de la variété camphène, en acétate de bornyle et en iso-abiénol.

Propriétés physiques connues

- Anti-inflammatoire

Elle est légèrement anti-inflammatoire et peut parfaitement être associée dans ce cadre-là aux Eucalyptus et à la Citronnelle.

- Antispasmodique

L'huile essentielle de Sapin de Sibérie peut être utile en cas de contractions et de douleurs spasmodiques.

Propriétés psychiques

Grâce à son action sur les poumons, l'huile essentielle favorise l'incorporation de la Force Vitale dans le sang, ce qui renforce le tonus psychique.

Modalités d'utilisation

Cette huile est essentiellement utilisée en inhalation, à raison de 2 à 3 gouttes dans un bol d'eau bouillante, ou d'une goutte sur le dos de la main ou sur un mouchoir.

En brumisation dans l'atmosphère, elle peut servir de parfum d'ambiance ou être utilisée pour désinfecter des locaux.

Toxicité

L'huile essentielle de Sapin de Sibérie peut, comme les autres huiles extraites des Pins et des Sapins, être frelatée par de l'essence de Térébenthine. Ceci peut alors la rendre allergisante. Elle est contre-indiquée chez le nourrisson et la femme enceinte.

Sarriette

(*Satureja montana L.*)

Description

La Sarriette, avec le Thym, la Sauge et le Serpolet, faisait autrefois partie des plantes très recherchées. Elle était employée pour faciliter la digestion et éviter les fermentations intestinales. On en rencontre deux variétés : celle cultivée dans les jardins, *Satureja hortensis*, et celle de montagne qui pousse dans les rocailles, *Satureja montana*. Elles ont les mêmes vertus, bien que celle cultivée soit un peu moins riche en principes actifs.

Principaux constituants

L'huile essentielle de Sarriette est riche en terpènes, qui sont antiseptiques, mais aussi un peu irritants, et en carvacrol, qui fait sa particularité.

Pathologies

• Glandes endocrines

De par son effet tonique, on a coutume de considérer l'huile essentielle de Sarriette comme un aphrodisiaque : elle aiderait à lutter contre les défaillances sexuelles. Cependant, c'est surtout par son effet sur les glandes surrénales qu'elle peut se révéler tonique.

- Hypotension

La Sarriette, par son action sur les glandes surrénales, est utile en cas d'hypotension et de chute de tension.

Propriétés physiques connues

- Antiparasitaire

L'huile essentielle de Sarriette aurait un effet sur la gale.

- Antiseptique intestinal

C'est un bon antibactérien qui agit sur de nombreux germes, notamment les entérocoques, les colibacilles et les streptocoques, un peu moins sur les staphylocoques. Elle aide à lutter contre les mycoses digestives.

- Digestif

La Sarriette est un bon stimulant des sécrétions digestives, ce qui fait qu'elle est employée dans les assaisonnements. On considère qu'elle évite les fermentations et les flatulences.

- Vermifuge

L'huile essentielle de Sarriette est un bon vermifuge contre les ascaris et les oxyures.

Propriétés psychiques

L'huile essentielle de Sarriette est en relation avec les glandes surrénales. Étant tonique et stimulante, elle aide l'organisme à s'adapter aux stress, et lui permet de lutter contre la fatigue nerveuse et toutes sortes d'asthénie. Elle est active notamment en cas de fatigue psychique, qui est un des signes d'insuffisance des surrénales.

Modalités d'utilisation

Pour lutter contre les troubles digestifs, l'huile essentielle de Sarriette peut être employée sur les aliments (pas plus de 3 gouttes par jour).

Diluée à 2 % dans de l'eau boratée, elle peut être utilisée en gargarismes en prévention des infections.

Cependant, il est préférable de ne pas prendre pendant trop longtemps d'huile essentielle de Sarriette pure par voie orale. Il vaut mieux la diluer, à 1 % par exemple, dans de l'huile d'Olive.

En revanche, on peut parfaitement respirer un flacon d'huile essentielle de Sarriette pour obtenir l'effet souhaité sur la fatigue ; cela peut suffire à stimuler les surrénales par voie réflexe neurovégétative.

Toxicité

Il n'est pas recommandé d'utiliser l'huile essentielle de Sarriette sur la peau, car elle est dermocaustique. Les massages trop fréquents sont donc à éviter.

Sassafras

(*Laurus sassafras L.*)

Le Sassafras est un arbre de la famille des Lauriers. Il en existe plusieurs variétés qui donnent toutes une essence jaune, fortement odorante. Diverses dénominations botaniques traduisent quelques différences. On distingue ainsi le Sassafras de l'Orénoque ou Bois d'anis (*Ocotea pichurum*), le Sassafras du Brésil (*Ocotea pretiosa*), le Sassafras d'Amérique du Nord, et diverses autres variétés poussant en Floride, dont le Laurier des Indiens Iroquois (*Laurus sassafras*). Depuis sa découverte au XVIe siècle, cette plante est vantée pour ses vertus fébrifuges et antiasthmatiques, ainsi que pour ses effets sur la goutte et les coliques néphrétiques. Son action tonique sur le cœur et les poumons la firent prescrire avec succès comme antidote contre des drogues stupéfiantes fabriquées à partir de la Jusquiame et de la Stramoine. Elle servirait également d'antidote contre certains venins de serpents.

Sassafras du Brésil

(*Ocotea pretiosa*)

Description

Ce Sassafras, dont l'odeur rappelle celle de l'Anis, est une variété de Laurier du Brésil proche du Sassafras d'Amérique du Nord. Il est utilisé plus fréquemment que les autres en raison de ses vertus curatives.

Principaux constituants

L'huile essentielle contient encore plus de safrol que celle de Sassafras d'Amérique du Nord. Elle renferme également un peu de cadinène, du camphre, du pinène et de l'eugénol.

Propriétés physiques connues

- Anti-infectieux

Cette huile essentielle est plus antiseptique que celle de Sassafras officinal. À part cela, ses effets sont les mêmes (voir au chapitre «Sassafras de l'Orénoque»).

Propriétés psychiques

Les Sassafras étaient également utilisés par les Indiens comme parfums, et probablement employés dans certains de leurs rituels. L'huile essentielle agit par l'intermédiaire des centres olfactifs sur les centres de l'hypophyse et de l'hypothalamus. Elle aurait la faculté de stimuler la vision psychique. Parallèlement, elle agit sur le cœur, y crée une sorte d'extension de l'énergie psychique qui favorise l'éveil et les perceptions cardiaques. Cette huile essentielle est également très tonique. Elle permet non seulement d'apaiser et de conduire vers la paix profonde du cœur, mais encore d'étendre celle-ci vers les autres.

Modalités d'utilisation

En application locale, pure sur les piqûres d'insectes, ou diluée à 1 ou 5 % dans de l'huile d'Olive sur les lésions de peau.

En frictions, diluée à 5 ou 10 % dans de l'huile d'Amande douce contre les douleurs rhumatismales ou les problèmes digestifs. En cas de trouble cardiaque, en frictions sur la poitrine et les poignets.

En prise orale, ne pas dépasser 3 gouttes par jour.

Toxicité

Cette huile ayant une action tonique sur les muscles lisses, elle peut entraîner des contractions de l'utérus et provoquer un avortement ; il ne faut donc pas l'utiliser lors de la grossesse. Elle est également contre-indiquée chez les enfants car elle peut occasionner des spasmes musculaires et des paralysies.

Sassafras de l'Orénoque

(*Sassafras officinalis*)

Description

Le Sassafras de l'Orénoque est une variété de Sassafras d'Amérique du Nord, appelée aussi Bois d'anis en raison de son odeur anisée. C'est la plante sacrée des Indiens.

Principaux constituants

L'huile essentielle contient principalement du safrol, du phellandrène, du camphre, du pinène et de l'eugénol.

Pathologies

- Fièvre

Cette huile provoque la sueur, ce qui fait baisser la fièvre. Elle est également dépurative.

- Lithiases urinaires (calculs)

On la préconise en cas de calculs urinaires, de goutte et de surcharges en déchets du sang qui génèrent la formation de calculs.

- Maladies de peau

L'huile essentielle de Sassafras officinal est antiseptique, notamment sur le bacille pyocianique et le staphylocoque doré. Comme l'Ylang-Ylang, elle a une action sur les poux et la gale.

- Rhumatismes

En frictions, elle calme les douleurs rhumatismales, les lombalgies et le torticolis.

Propriétés physiques connues

- Contrepoison

Cette huile essentielle pourrait servir d'antidote contre certaines drogues. Cela mériterait que l'on essaie son emploi en cas de surdosage de stupéfiants.

- Sédatif tonicardiaque

L'huile essentielle de Sassafras officinal stimule le cœur, le tonifie, renforce ses contractions, tout en dilatant les bronches et en calmant les excès des rythmes cardiaque et respiratoire. Cette huile peut aider à rétablir, comme le fait également le Camphre, les fonctions vitales en cas de malaise cardio-respiratoire.

Propriétés psychiques

Ce sont les mêmes que pour l'huile essentielle de Sassafras du Brésil.

Modalités d'utilisation

Ce sont les mêmes que pour l'huile essentielle de Sassafras du Brésil.

Toxicité

Voir au chapitre «Sassafras du Brésil».

Sauge

Description

La Sauge était une des plantes les plus vénérées par les Anciens en raison de ses vertus curatives. Son nom vient d'ailleurs du latin *salvare* (sauver). Elle possède de très nombreuses propriétés ; c'est avant tout une plante tonique, réparatrice et revitalisante, qui agit sur tous les organes en augmentant l'afflux de sang.

Elle a parfois des effets opposés : par exemple, elle calme les sueurs trop abondantes, ou au contraire les provoque si on ne transpire pas suffisamment. Elle était préconisée autrefois pour favoriser la conception et la grossesse, alors qu'elle pouvait dans certains cas entraîner l'effet inverse.

En fait, il y a deux grandes variétés de Sauge : la Sauge officinale, qui est surtout tonique et ne convient pas pour la grossesse, car en cas de contractions utérines trop nombreuses, elle pourrait les aggraver ; et la Sauge sclarée, qui, au contraire, contient des œstrogènes qui favorisent la conception. C'est certainement cette dernière plante à laquelle ont fait allusion certains auteurs anciens qui en vantaient les vertus et affirmaient qu'elle permettait d'avoir un enfant et de maintenir la grossesse jusqu'à son terme. Pour tous les cas dont nous venons de parler, il est question de la plante en infusion. Si l'on souhaite utiliser l'huile essentielle, que ce soit celle de Sauge officinale ou celle de Sauge sclarée, il faut le faire avec beaucoup de prudence, car elle peut être très toxique, même à faible dose. Elle est contre-indiquée pour la femme enceinte, sauf sur prescription médicale.

Sauge officinale

(*Salvia officinalis L.*)

Description

La Sauge officinale, également appelée «Sauge des jardins», possède des feuilles blanchâtres, légèrement rugueuses et d'odeur camphrée. Elle a été vantée au Moyen Âge en Italie par l'école de Salerne, célèbre école de médecine où l'on disait : *«Pourquoi meurt-il, celui dont la Sauge pousse dans son jardin ?»*. On pourrait répondre : *«Parce qu'il ne l'a pas assez utilisée»*...

Principaux constituants

L'huile essentielle de Sauge officinale est riche en terpènes du type thuyène, pinène, terpinène et camphène, en linalol, thuyanol, terpinéol et cyménol, ainsi qu'en thuyone et en camphre.

Pathologies

- Aphtes - Gencives

L'huile essentielle de Sauge officinale tonifie et désinfecte les gencives, ce qui améliore leur état. Elle aide à cicatriser (les aphtes en particulier).

- Asthme - Bronchite - Grippe

Cette huile calme la toux, désinfecte les bronches et favorise l'expectoration. De tout temps, elle a été préconisée pour calmer l'asthme chronique.

• Flatulences - Troubles digestifs

Elle calme les troubles intestinaux et le mal de tête lors des maladies infectieuses et virales comme la grippe.

• Plaies infectées

Elle désinfecte les plaies et favorise leur cicatrisation.

• Sueurs

Elle fait diminuer la transpiration excessive aux pieds, aux mains et sous les bras. En revanche, lorsque la transpiration vient à manquer, elle peut la provoquer. En fait, elle calme les sueurs nerveuses des extrémités, liées à un excès du système orthosympathique, et favorise les sueurs normales du corps entier qui dépendent du système parasympathique.

Propriétés physiques connues

• Anti-infectieux

L'huile essentielle de Sauge officinale est un bon antiseptique agissant sur de nombreux germes, notamment sur les streptocoques, les staphylocoques dorés, les klebsielles et les méningocoques (agents de la méningite).

• Dépuratif

L'huile essentielle de Sauge officinale, en stimulant le foie et les reins, favorise l'élimination par ces organes et la détoxication de l'organisme.

• Œstrogénique (cycle et ménopause)

L'huile essentielle de Sauge officinale est œstrogénique : elle stimule les ovaires et favorise la venue des règles, le maintien d'un cycle menstruel normal et la fécondité. Elle est utile en période de ménopause.

• Tonique

L'huile essentielle de Sauge officinale est très tonique et agit sur la plupart des organes, tels que le cœur, le foie, les reins et le cerveau. Sous l'effet de cette huile, on observe une augmentation de la circulation artérielle, ainsi qu'un renforcement du tonus énergétique et curatif.

Propriétés psychiques

L'huile essentielle de Sauge officinale est une des plus toniques qui soient pour le système nerveux. Elle redonne des forces sur le plan psychique, augmente les capacités d'adaptation et aide à lutter contre le stress. Elle est très agréable en inhalation, et son parfum reste longtemps dans les voies respiratoires. En effet, elle contient de très nombreuses substances aromatiques qui ont toutes une activité tonique, stimulante et revigorante. Elle est donc très utile pour les personnes affaiblies, qui n'ont pas le moral, sont un peu léthargiques ou ont une tension basse. En période de convalescence, elle permet aux patients de retrouver leurs forces psychiques. Elle rend les idées plus claires et aide à maintenir un bon moral, produisant ainsi un effet très positif sur les personnes déprimées.

Modalités d'utilisation

L'huile essentielle de Sauge officinale n'est pas recommandée pour les personnes sanguines, hypertendues, ou qui ont tendance aux excès de sang.

Il est préférable de s'abstenir d'en prendre par voie orale, sauf sur prescription médicale, et même dans ce cas, on ne doit pas dépasser 1 à 3 gouttes par jour, car cette huile essentielle, trop tonique pour le système nerveux, peut provoquer des paralysies nerveuses réflexes.

En frictions, on peut l'employer diluée de 2 à 5 % dans de l'huile d'Amande douce ou une teinture, pour agir sur les zones du corps qui ont besoin d'être revigorées, et augmenter le tonus énergétique et le sang dans les organes concernés. Selon les cas, faire des frictions sur la région du foie, sur le ventre pour stimuler les intestins, sur la nuque en cas de maladie virale, ou sur des lésions infectées. Ne pas appliquer plus de 3 à 5 gouttes de ce mélange.

En inhalation, pas plus de 2 gouttes dans un bol pour fumigations, en cas de bronchite ou d'asthme.

En bains toniques, diluer l'huile à 5 % dans un produit dispersant ou un bain moussant. Ne mettre qu'une cuillère à soupe de ce mélange dans l'eau d'une baignoire (sauf si l'on a tendance à faire de la tension nerveuse).

En brumisation dans l'atmosphère pour désinfecter les locaux ou pour créer une ambiance chaude et tonique.

La meilleure méthode pour se revigorer et lutter contre la fatigue nerveuse consiste à respirer l'huile essentielle dans son flacon.

Toxicité

L'huile essentielle de Sauge officinale peut être toxique : même à faible dose, elle peut entraîner des paralysies et des convulsions. Étant abortive, elle ne doit pas être utilisée si l'on pense être enceinte, ni au cours de la grossesse. Elle est également contre-indiquée chez les nourrissons et les jeunes enfants, et ne peut donc être utilisée que sur prescription médicale.

Sauge sclarée

(*Salvia sclarea L.*)

Description

La Sauge sclarée, également appelée «Grande Sauge», a de très larges feuilles ridées et des fleurs rosées. Son odeur est plus forte que celle de la Sauge officinale. Elle est moins utilisée que cette dernière, et se caractérise surtout par une puissante action œstrogénique.

Principaux constituants

L'huile essentielle de Sauge sclarée est riche en terpènes du type myrcène, pinène, limonène et camphène, en linalol, citronnellol, terpinéol, nérol, géraniol et bornéol, ainsi qu'en sclaréol à vertus œstrogéniques.

Propriétés physiques connues

- Antifongique

L'huile essentielle de Sauge sclarée est peu antiseptique, sauf sur certaines variétés de mycoses, notamment certains dermatophytes (mycoses qui attaquent les ongles).

- Œstrogénique (cycle et ménopause)

Elle est plus fortement œstrogénique que celle de Sauge officinale. Elle stimule les ovaires, favorise la régularité du cycle menstruel et la fécondité. Elle constitue un traitement hormonal substitutif, utile en période de ménopause.

• Tonique veineux

L'huile essentielle de Sauge sclarée est un tonique veineux indiqué en cas d'hémorroïdes, de troubles circulatoires et de jambes lourdes.

Propriétés psychiques

L'huile essentielle de Sauge sclarée est à la fois apaisante et revigorante, mais ne provoque pas d'excès de tonus. Elle convient plus particulièrement au tempérament féminin, puisqu'elle stimule l'aspect calmant, apaisant, maternel et maturant de l'énergie psychique. Elle est indiquée chez les personnes qui n'ont pas bon moral, qui se sentent seules ou lasses, et n'ont envie de rien. Elle aide également la femme en fin de cycle ou en période de ménopause à lutter contre les troubles du caractère et les bouffées de chaleur.

Modalités d'utilisation

L'huile essentielle de Sauge sclarée est déconseillée par voie buccale, sauf sur prescription médicale. Dans ce cas, on ne doit pas dépasser 1 à 3 gouttes par jour.

Elle peut être utilisée en frictions, diluée à 5 % dans de l'huile d'Amande douce ou une teinture, pour agir sur le cycle menstruel. À cet effet, appliquer quelques gouttes sur le bas-ventre.

En bains toniques, utiliser l'huile essentielle diluée à 5 % dans un produit dispersant ou un bain moussant. Ne mettre qu'une seule cuillère à soupe de ce mélange dans l'eau d'une baignoire.

Le simple fait de respirer le flacon ouvert est la meilleure méthode pour lutter contre la fatigue nerveuse. Cela aide également à faire disparaître l'acné chez la jeune fille, et à revigorer en période de ménopause ou lors de troubles du cycle menstruel si celui-ci est trop long à cause d'un manque d'œstrogènes.

Toxicité

L'huile essentielle de Sauge sclarée est contre-indiquée s'il y a excès d'œstrogènes et dans les cas de maladies comme les fibromes, les mastoses ou toutes les lésions aggravées par les œstrogènes. Elle ne doit être utilisée, en particulier lors de la grossesse, que sous contrôle médical. Elle est contre-indiquée chez les nourrissons et les jeunes enfants.

Serpolet

(*Thymus serpyllum L.*)

Description

Le Serpolet est un Thym sauvage très odorant et aromatique qui possède à peu près les mêmes vertus que le Thym. Il tire son nom de sa capacité à serpenter sur le sol pour former des racines. Il était autrefois plus utilisé que le Thym, car plus commun. Les Grecs le recommandaient contre les morsures de serpents. D'après Pline, on l'utilisait en frictions contre les maux de tête, la léthargie, le mal de gorge ou de foie, et pour soigner les coliques. Hildegarde de Bingen le préconisait par voie interne et externe en cas de maladies de peau et du cerveau.

Principaux constituants

L'huile essentielle de Serpolet est riche en terpènes du type paracymène, terpinène et pinène, en linalol, bornéol, terpinéol et thymol, ainsi qu'en géraniol.

Pathologies

- Bronchite - Grippe

L'huile essentielle de Serpolet calme la toux, désinfecte les bronches et favorise l'expectoration.

- Céphalées

Elle apaise le mal de tête lors des maladies infectieuses et virales, telles que la grippe.

• Infections urinaires

Cette huile est diurétique et agit comme un désinfectant urinaire.

• Plaies infectées

Elle cicatrise les plaies, lutte contre l'infection et se révèle utile par voie externe sur les abcès, les furoncles et autres lésions infectieuses cutanées. Elle agit également sur les impétigos et les ulcères torpides.

Propriétés physiques connues

• Anti-infectieux

L'huile essentielle de Serpolet est fortement antivirale et antibactérienne, notamment sur les streptocoques et les staphylocoques dorés. Elle agit aussi sur les mycoses et certains parasites.

• Sédatif neuromusculaire

Cette huile calme les contractures ainsi que les douleurs musculaires et tendineuses. Elle soulage les tendinites, sciatiques, lumbagos, torticolis, contractures et courbatures.

• Tonique

L'huile essentielle de Serpolet est un excitant et un tonique neurologique. Elle stimule toutes les fonctions commandées par le système nerveux, et calme aussi les douleurs.

Propriétés psychiques

L'huile essentielle de Serpolet est un excellent tonique nerveux. Elle renforce les fonctions neurovégétatives, favorise la concentration de la Force Vitale dans les tissus, aide les fonctions du thymus, et calme les angoisses nerveuses par une action générale positive et fortifiante.

Modalités d'utilisation

L'huile essentielle de Serpolet peut être utilisée de diverses manières :

En inhalation, pour lutter contre la toux et les viroses. Comme pour l'huile essentielle de Thym, il ne faut pas forcer sur les doses en inhalation directe, car elle est irritante pour les muqueuses.

En frictions, diluée dans de l'alcool ou de l'huile, sur le thorax et entre les omoplates en cas de grippe ou d'infection pulmonaire, ou sur les contractures et les courbatures.

Par voie orale, il vaut mieux l'utiliser sous forme de gélules entériquées (protégées de l'acidité gastrique), ce qui évite les brûlures d'estomac qu'elle pourrait provoquer.

En brumisation dans l'atmosphère pour désinfecter les locaux, notamment lors des épidémies. On peut aussi en respirer quelques gouttes versées au niveau du poignet ou du bout des doigts, ou encore sur un mouchoir.

Toxicité

Il n'y a pas de toxicité, mais cette huile essentielle est irritante et corrosive pour les muqueuses. Il ne faut donc pas en donner aux nourrissons et aux jeunes enfants.

Térébenthine

Description

Ce que l'on appelle «huile essentielle de Térébenthine» n'a pas d'existence propre. Tout d'abord, il ne faut pas la confondre avec l'essence de Térébenthine qui n'est autre qu'un dissolvant coupé avec du White Spirit. On regroupe en effet sous le terme d'huile essentielle de Térébenthine toute une série de distillats de gommes résines provenant de nombreuses variétés, d'abord historiquement obtenus à partir de Térébinthacées, puis plus tard de Conifères. Les troncs de ces arbres sont incisés pour permettre l'écoulement résineux souhaité, et selon le type d'arbre, on obtient diverses variétés avec des dénominations différentes. Toutes ces Térébenthines ont des vertus communes, mais les plus estimées sont les variétés extraites des Térébinthacées. Ce sont les plus anciennes dans l'histoire de la médecine, à savoir la Térébenthine de Judée et celle de Venise.

La Térébenthine de Judée, ou Térébenthine de la Mecque, ou Baume égyptien ou encore Baume de Judée, est extraite d'une variété de Térébinthe : le *Comiphora opobalsamum Engl.* ou *Amyris opobalsamum L.* Elle est dénommée «Balsamon» par les anciens thérapeutes grecs, et vantée par Théophraste, Dioscoride, Hippocrate, Galien et Pline. Elle est également citée dans l'Ancien Testament.

Par la suite, on utilisera la Térébenthine de Venise. Il s'agit d'une huile extraite d'un autre Térébinthe, le *Pistachia terebenthus L.,* qui pousse à Chypre. Peu à peu, elle a été remplacée par une huile essentielle extraite du Mélèze (*Larix decidua Mill.* ou *Pinus larix L.*), mais on a gardé la même dénomination. La Térébenthine extraite du Mélèze n'est plus à proprement parler une huile essentielle de Térébenthine, car on devrait garder cette dénomination pour définir les essences du Térébinthe. Par extension d'ailleurs, on qualifia avec le temps d'essence de Térébenthine toutes les huiles extraites des Conifères. Ainsi la Térébenthine d'Alsace est extraite des Sapins argentés des Vosges (*Pinus picea L.* ou *Abies pectinata DC.*), celle de Bordeaux, du Pin des Landes (*Pinus maritima* ou *Pinus pinaster Sol.*), et celle du Canada est extraite du Sapin baumier (*Abies balsæa L.*). Dans cette industrie intensive des Pins et des Sapins, on conserve tout, et une fois l'huile essentielle extraite par distillation, il reste encore un résidu que l'on appelle la colophane. Cette dernière sert dans de nombreux produits comme les sparadraps, les colles et les vernis. Autrefois, on la réduisait en poudre pour cautériser les plaies saignantes, notamment après l'application de sangsues. Elle est source d'allergies fréquentes.

Pour connaître les vertus de ces différentes huiles, se reporter aux chapitres suivants : «Mélèze», «Pin», «Sapin» et «Térébinthe». Pour résumer l'action des Térébenthines, on peut dire qu'elles ont toutes en commun certains effets. Lorsqu'elles sont absorbées par voie orale ou par voie rectale, elles s'éliminent rapidement par la respiration et les voies urinaires où elles provoquent une augmentation importante des sécrétions, ce qui favorise la désinfection des poumons et des urines. Cependant, si on augmente la dose, cela provoque des irritations importantes avec besoins fréquents d'uriner et irritation des voies urinaires. Du sang peut même apparaître dans les urines, et les sécrétions peuvent se tarir. Il ne faut donc pas en abuser ni augmenter la dose.

De la même manière, lorsqu'elle est appliquée pure sur une plaie ou une lésion de peau infectée, elle augmente les sécrétions antiseptiques naturelles qui contribuent à former des croûtes. Elle est très efficace pour toutes les lésions torpides et infectées. Si, par contre, on l'applique sous un pansement occlusif, c'est-à-dire à l'abri de l'air, cela provoque rapidement une importante inflammation. Cette particularité d'exciter et de favoriser l'afflux curatif de sang vers les tissus était autrefois employée pour soigner les infections généralisées. On faisait des injections de Térébenthine sous la peau pour générer des abcès de fixation qui permettaient d'éliminer l'infection interne. Cette méthode n'est plus guère employée de nos jours.

Térébinthe

(Pistachia terebenthus L.)

Description

Sous le terme de Térébinthe, on regroupe certains arbres de la famille des Térébinthacées qui sont des arbrisseaux d'Arabie et des îles méditerranéennes. On en extrait une huile essentielle appelée autrefois Balsamon et devenue ensuite l'huile essentielle de Térébinthe, puis de Térébenthine. Ces essences sont connues dans l'histoire de la médecine sous les termes de Térébenthine de Judée et Térébenthine de Venise.

La Térébenthine de Judée, ou Térébenthine de la Mecque, ou encore Baume égyptien, est extraite d'une variété de Térébinthe : le *Comiphora opobalsamum Engl.* ou *Amyris opobalsamum L.* Elle est mentionnée dans l'Ancien Testament et était utilisée par les thérapeutes grecs. La Térébenthine de Venise, quant à elle, est extraite d'un autre Térébinthe, le *Pistachia terebenthus L.,* qui pousse à Chypre. Il ne faut pas confondre ces huiles essentielles avec les autres Térébenthines qui n'ont plus de lien avec le Térébinthe, mais sont extraites des Sapins, des Pins et des Mélèzes.

Le rôle principal de l'huile essentielle de Térébinthe est de créer une stimulation naturelle des muqueuses pour augmenter leur pouvoir antiseptique.

Principaux constituants

L'huile essentielle de Térébinthe est riche en terpènes du type pinène, myrcène et cadinène.

Propriétés physiques connues

- Antiseptique

L'huile essentielle de Térébinthe est un puissant antiseptique, actif sur les germes bronchiques, digestifs et urinaires.

- Tonique bronchique

À petite dose, elle agit également sur les catarrhes bronchiques.

- Tonique urinaire

À petite dose également, elle favorise la diurèse et la désinfection des urines.

Propriétés psychiques

L'huile essentielle de Térébinthe est très tonique et parfumée. Elle était utilisée lors des cérémonies sacrées, un peu comme la Myrrhe et l'Encens, afin de créer des conditions propices au service spirituel. C'est un bon complément des huiles essentielles de Rose et d'Encens. Dans le Midi de la France, on retrouve des pieds de Térébinthe qui semblent avoir été plantés là par des mystiques du Moyen Âge, probablement des Cathares.

Modalités d'utilisation

Il est difficile de se procurer de l'huile essentielle de Térébinthe, qu'il ne faut pas confondre avec la Térébenthine qui est un dérivé du pétrole et est mélangée à du White Spirit. Il est préférable de la demander à un laboratoire compétent.

Utilisée avec un brumisateur ou placée dans un bol d'eau chaude, elle peut servir à désinfecter des locaux ou parfumer une pièce.

Pour un usage thérapeutique, il est nécessaire de prendre l'avis d'un médecin.

Toxicité

Si à faible dose l'huile essentielle de Térébinthe stimule, à trop forte dose, elle bloque toutes les sécrétions et peut donc être toxique. Il ne faut pas en prendre pendant la grossesse ni en donner aux nourrissons.

Thuya

(*Thuya occidentalis L.*)

Description

Le Thuya est un Conifère originaire d'Amérique du Nord dont l'huile essentielle est extrêmement toxique par voie interne, mais très réputée pour détruire les virus des maladies de peau végétatives ou vénériennes, des verrues et autres lésions tumorales. Il est donné régulièrement en homéopathie, et dans ce cas, il n'est pas toxique. La poudre de feuilles de Thuya est également utilisée comme cicatrisant des plaies et comme hémostatique.

Principaux constituants

L'huile essentielle de Thuya contient des terpènes du type limonène, sabinène, terpinène et pinène, de l'occidentalol, de la thuyone et de l'isothuyone.

Pathologies

- Chéloïdes - Cicatrices vicieuses

Les chéloïdes sont des cicatrices exubérantes que l'huile essentielle de Thuya peut aider à faire régresser. On peut aussi l'utiliser avec succès contre diverses lésions de peau, comme les angiomes, mais toujours sur prescription médicale.

- Polypes - Tumeurs

L'huile essentielle de Thuya était utilisée autrefois en cas de polypes, mais sa grande toxicité rend cette utilisation impossible aujourd'hui en dehors d'un contexte médical.

Propriétés physiques connues

- Antiviral - Corrosif

Posée sur la peau, cette huile essentielle détruit les tissus végétants tumoraux : verrues vulgaires, verrues planes, végétations, condylomes.

Modalités d'utilisation

Cette huile doit être prescrite uniquement sur ordonnance médicale. Elle doit être utilisée seulement par voie externe, en dilution ou pure selon les besoins, pour soigner les excroissances et autres tumeurs de la peau. On ne doit jamais l'appliquer sur une lésion dont on ne connaît pas la nature exacte.

Toxicité

L'huile essentielle de Thuya est très toxique et irritante, tant par voie externe que par voie interne. Elle ne peut donc être utilisée que sur prescription médicale. Elle est interdite chez l'enfant et la femme enceinte.

Thym

(*Thymus vulgaris L.*)

Description

Le Thym a certainement été une des plantes les plus utilisées pour ses vertus curatives, de l'ancienne Égypte à l'Arabie du Moyen Âge, en passant par la Grèce antique. On l'employait pour ses propriétés antiseptiques, toniques, et revitalisantes. Ce que l'on sait moins, c'est qu'il en existe de nombreuses variétés, dont les effets sont assez différents. Ainsi, lorsqu'on parle de l'huile essentielle de Thym, encore faut-il savoir de laquelle il s'agit. Même si ces huiles ont un point commun qui est leur odeur caractéristique, on verra par exemple qu'elles peuvent être de couleurs différentes : rouge, orangé, jaune, ou même parfois translucide. Parmi les Thyms sauvages, dits «Thyms vulgaires», il y a ainsi le Thym à thymol, celui à carvacrol, le Thym rouge, le Thym à linalol, celui à géraniol, et celui à thuyanol. Par ailleurs, on trouve le Thym d'Espagne et le Thym Sarriette. Il existe encore d'autres variétés de Thym que nous n'étudierons pas, notamment le Thym Citron et le Thym Lavande, peu utilisés en aromathérapie. Il faut se méfier des huiles essentielles de Thym vendues dans le commerce sans contrôle, car elles peuvent être falsifiées avec de l'essence de Térébenthine.

Thym à carvacrol

(*Thymus vulgaris L. var. Carvacroliferum*)

Thym à thymol

(*Thymus vulgaris L. var. Thymoliliferum*)

Principaux constituants

On peut regrouper ces deux huiles essentielles, car leurs effets sont tantôt semblables, tantôt complémentaires. L'une est surtout riche en carvacrol, l'autre en terpinéols du type thymol.

Pathologies

- Chute des cheveux

L'huile essentielle de Thym à thymol est rubéfiante, c'est-à-dire qu'elle crée un afflux de sang. Au niveau du cuir chevelu, ceci peut être mis à profit pour favoriser la repousse des cheveux.

- Verrues

Cette huile peut être utilisée comme antiviral dans les traitements externes des verrues.

Propriétés physiques connues

- Antiacariens

Ces deux huiles essentielles sont acaricides.

• Antiseptiques à large spectre

Les huiles essentielles de Thym à carvacrol et de Thym à thymol sont les plus antiseptiques, avec celles de Cannelle et de Girofle. Elles agissent surtout sur les streptocoques et les staphylocoques dorés.

• Toniques

Elles sont régénérantes, toniques et stimulantes.

• Viricides

Ces huiles essentielles sont utiles pour soigner de nombreuses maladies virales telles que la grippe, la rhinovirose, la gastro-entérite virale et les hépatites.

Propriétés psychiques

Les huiles essentielles de Thym à carvacrol et de Thym à thymol sont très puissantes. Elles agissent sur l'ensemble du système orthosympathique et favorisent un afflux de sang, une hyperémie qui attire la Force Vitale dans une zone déterminée. En effet, en irritant, elles créent un échauffement. Sur le plan psychique, elles mobilisent l'énergie et donnent du courage. Les forces peuvent alors être concentrées vers un but à atteindre sur le plan mental, psychique ou spirituel.

Modalités d'utilisation

Les huiles essentielles de Thym à carvacrol et de Thym à thymol doivent être évitées en cas de forte inflammation et de fièvre, car elles peuvent aggraver les symptômes et faire durer la maladie un peu plus longtemps.

On peut les utiliser en frictions, diluées dans de l'alcool ou de l'huile, pour obtenir des effets révulsifs et rubéfiants. Pour favoriser la repousse des cheveux, faire des frictions sur le cuir chevelu après les shampooings. Pour prévenir les maladies virales et infectieuses respiratoires, en faire sur la poitrine.

Il vaut mieux les prendre sous forme de gélules entériquées (protégées de l'acidité gastrique) pour éviter les brûlures d'estomac qu'elles pourraient provoquer.

Elles ne sont pas recommandées en inhalation directe, car étant trop irritantes, elles pourraient aggraver la bronchite et la trachéite.

En revanche, elles peuvent être utilisées en prévention pour désinfecter les locaux, ou sous forme de gouttes versées au creux du poignet ou sur un mouchoir.

Toxicité

Il n'y a pas de toxicité, sauf si la dose est trop forte, car cela entraînerait rapidement des brûlures liées à leur pouvoir rubéfiant. Si la quantité est trop importante et l'application prolongée pendant trop longtemps, ces huiles deviennent caustiques. Il ne faut pas les mettre directement sur la peau des nourrissons et des jeunes enfants, ni leur faire inhaler ces essences.

Thym d'Espagne

(*Thymus mastichina*)

Principaux constituants

L'huile essentielle de cette variété de Thym est riche en linalol et en cinéole.

Propriétés physiques connues

- Bronches - Sinus

L'huile essentielle de Thym d'Espagne n'a pas l'effet rubéfiant du Thym à thymol classique. Elle est très efficace en cas de bronchite, de sinusite et de maladies virales des voies respiratoires. En effet, outre son action antivirale et antiseptique, c'est un fluidifiant du mucus et un anti-inflammatoire. Elle favorise l'expectoration au niveau des bronches, et aide à décongestionner les voies aériennes et les sinus.

Propriétés psychiques

Cette huile agit à la fois sur le thymus, le cœur et les surrénales. Elle aide à retrouver la paix profonde, tout en stimulant le psychisme de manière active.

Modalités d'utilisation

En inhalation, en cas de bronchite. Mettre quelques gouttes d'huile essentielle de Thym d'Espagne dans un bol d'eau bouillante, que l'on placera ensuite dans la chambre à coucher.

En gargarismes avec de l'eau et du miel, en cas d'irritation de la gorge.

En instillations nasales, diluée à 1 % dans de l'huile goménolée.

Toxicité

Il n'y a pas de toxicité à faible dose.

Thym à géraniol

(*Thymus vulgaris L. var. Geranioliferum*)

Principaux constituants

Comme son nom l'indique, cette huile essentielle est riche en géraniol, qui est une variété de terpinéol antiseptique.

Pathologies

- Acné

L'huile essentielle de Thym à géraniol, associée à celle du Géranium rosat, est utile pour cicatriser et désinfecter les lésions d'acné infectées par du staphylocoque blanc.

- Rhinopharyngite

Elle peut être utilisée en instillations nasales, diluée à 1 % dans de l'huile d'Olive ou de l'huile goménolée (voir à «Mélaleuque»).

- Vaginite et infections gynécologiques

On peut utiliser des ovules contenant de l'huile essentielle de Thym à géraniol en cas d'infections par l'entérocoque, le streptocoque D, ou le candida albicans. Tous ces germes sont à l'origine de la plupart des infections vaginales.

Propriétés physiques connues

- Antifongique

L'huile essentielle de Thym à géraniol est active sur les candidas albicans, surtout digestifs.

- Antiseptique

Elle agit sur de nombreux germes, notamment certaines variétés de staphylocoques dorés, d'entérocoques et de streptocoques.

- Antiviral

L'huile essentielle de Thym à géraniol est antivirale, notamment sur le virus grippal et les virus respiratoires.

- Tonique

Son action tonique s'exerce sur le cœur et les muscles lisses, notamment l'utérus.

Propriétés psychiques

L'huile essentielle de Thym à géraniol est tonique ; elle agit sur le cœur et les organes abdominaux en entraînant une mobilisation de l'énergie. Elle aide la force psychique du cœur à se manifester, notamment dans le processus de guérison et l'utilisation du magnétisme curatif.

Modalités d'utilisation

2 à 3 gouttes 3 fois par jour dans du miel et une infusion chaude d'une autre plante, comme le Tilleul.

En inhalation, le Thym à géraniol est un peu moins irritant que les autres variétés de Thym, mais il ne faut pas dépasser 2 à 3 gouttes dans un bol d'eau bouillante.

En brumisation dans l'atmosphère pour désinfecter les chambres et les locaux en cas de grippe.

En frictions sur la poitrine en cas de bronchite, diluée à 3 % dans un gel neutre ou dans de l'huile.

En ovules : 1 à 2 gouttes pour 1 ovule gynécologique, associé à 0,40 g d'argile verte. Cette association permet d'agir plus efficacement sur les deux germes les plus fréquemment rencontrés dans les infections vaginales : le candida albicans et l'entérocoque.

Toxicité

Il n'y a pas de toxicité aux doses habituelles. Cependant, les huiles essentielles de Thym ont un effet rubéfiant : une irritation persiste assez longtemps après leur contact avec la peau et les muqueuses, mais ceci est sans danger si l'on respecte les doses indiquées.

Thym à linalol

(Thymus vulgaris L. var. Linaloliferum)

Principaux constituants

Cette huile essentielle contient, comme son nom l'indique, une variété de terpinéol : le linalol. Ce dernier est constitué de molécules un peu irritantes, mais fortement antimicrobiennes.

Propriétés physiques connues

- Antifongique

L'huile essentielle de Thym à linalol agit sur les candidas albicans, qui sont des levures provoquant de fortes inflammations, tant au niveau digestif, vaginal et respiratoire, qu'au niveau de la bouche, de l'œsophage et de l'estomac. Ces mycoses donnent aussi des irritations autour de la base des ongles.

- Tonique

Cette huile essentielle agit positivement sur le système nerveux et les centres de l'éveil.

Propriétés psychiques

Comme les huiles essentielles des autres variétés de Thym, l'huile essentielle de Thym à linalol est un tonique psychique qui agit sur toutes les parties du corps en favorisant la circulation de l'énergie. Elle est tonique pour l'hypophyse, le thymus et le système sympathique, et renforce le lien entre l'hypophyse et la pinéale.

Modalités d’utilisation

En inhalation, comme tonique.

En gouttes diluées dans de l’huile de Millepertuis pour les problèmes digestifs mycosiques.

En bains de bouche dans du miel en cas de mycose buccale.

En ovules gynécologiques lors de mycoses vaginales. Elle peut également être associée aux Méla-leuques.

Toxicité

Il n’y a pas de toxicité notable pour cette huile essentielle, qui est moins irritante que celle de Thym à thymol. Cependant, il faut l’éviter chez le nourrisson et la femme enceinte, en raison de son action tonique sur l’utérus.

Thym Sarriette

(*Thymus satureioides*)

Principaux constituants

Cette huile essentielle contient à la fois du thymol et du carvacrol, ainsi que, comme la Sarriette, du bornéol et des terpènes de la variété pinène.

Pathologies

- Asthénie

Cette huile peut être utilisée en cas de troubles de l'humeur, associés à de la fatigue.

- Immunité

Cette huile essentielle régularise l'immunité et permet donc de lutter aussi bien contre les maladies infectieuses chroniques, que contre les désordres immunitaires. Elle est utile dans un certain nombre de maladies auto-immunes où le lien avec les streptocoques, bien que non prouvé, est souvent suspecté : rhumatismes articulaires chroniques, thyroïdites, lupus, acné par troubles de l'immunité.

Propriétés psychiques

Sur le plan psychique, l'huile essentielle de Thym Sarriette exerce une action positive sur les fonctions du thymus, c'est-à-dire sur les liens affectifs, l'amour propre et les relations avec l'entourage. Elle aide à reprendre confiance en soi, à trouver le tonus psychique suffisant pour prendre son indépendance, mais sans pour autant développer d'indifférence ou de dominance vis-à-vis des autres. En somme, elle lutte contre le caractère cyclothymique. Cette huile essentielle peut être utile chez toutes les personnes qui se laissent trop facilement influencer par les ambiances malsaines, notamment par les pensées négatives.

Modalités d'utilisation

Il suffit de respirer 1 fois par jour 1 goutte versée au creux du poignet pour bénéficier de son effet tonique sur le plan psychique, ainsi que de son action régulatrice sur le plan immunitaire.

On peut aussi en mettre 1 goutte diluée à 3 % dans de l'huile d'Amande douce sur la région du thymus, au sommet de la poitrine, en haut du sternum.

Toxicité

Cette huile n'est pas toxique aux doses normales, mais il ne faut pas en abuser, bien qu'elle puisse être utilisée longtemps à très faible dose (1 goutte par jour maximum en cas d'usage prolongé). Étant donné qu'elle est légèrement dermo-caustique, il est préférable de ne pas en mettre toujours au même endroit sur la peau.

Thym à thuyanol

(*Thymus vulgaris L. var. Thuyanoliferum*)

Principaux constituants

Comme son nom l'indique, cette huile essentielle contient du thuyanol.

Pathologies

- Courbatures

Cette huile essentielle est un bon revigorant musculaire : elle décontracte et aide à combattre les contractures en périodes d'infections et de fièvres.

Propriétés physiques connues

- Antibactérien

L'huile essentielle de Thym à thuyanol est active sur de nombreux germes, notamment les staphylocoques dorés, les streptocoques, et les chlamydiæs.

- Antiviral

Elle est active sur les virus, notamment celui de la grippe, des viroses respiratoires et des rhinoviroses. On peut aussi l'utiliser en cas de gastro-entérite virale.

- Tonique

L'action de l'huile essentielle de Thym à thuyanol se porte sur le système nerveux central et le système neurovégétatif, qu'elle stimule.

Propriétés psychiques

L'action du Thym à thuyanol s'exerce plus particulièrement sur le thymus. L'huile essentielle stimule fortement le plexus thymique et le centre qui est en relation avec lui. Parallèlement, il y a une stimulation de l'immunité et du moi psychique. Le Thym et le thymus ont une racine commune qui veut dire «sacrifice». Du Thym était brûlé lors des rituels de certaines écoles de mystères, signifiant que l'on faisait don de soi à l'idéal représenté par l'initiation. Le Thym est d'ailleurs certainement en relation avec le thymus, qui est la glande du service et du gardien du moi.

Modalités d'utilisation

Quelques gouttes sur la région du thymus, au sommet du gril costal, juste en haut du sternum, en cas de grippe ou de maladie virale.

1 à 2 gouttes 3 fois par jour dans une infusion de Thym avec du miel, en cas de maladie virale.

En inhalation, en cas de sinusite ou d'otite.

1 goutte de cette huile essentielle en frictions locales derrière les oreilles, en cas de sinusite ou d'otite.

Toxicité

Il n'y a pas de toxicité notable, en dehors, encore une fois, d'un fort pouvoir rubéfiant qui reste actif longtemps après l'application locale.

Verveine citronnée

(*Lippia citriodora H.B.K.*)

Description

La Verveine citronnée (*Lippia citriodora* ou *Verbena triphylla*) ou Verveine odorante, est un arbrisseau dont les feuilles très effilées dégagent une agréable odeur citronnée. Elle est cultivée pour ses qualités médicinales. Il ne faut pas la confondre avec la Verveine officinale qui est peu utilisée.

Principaux constituants

L'huile essentielle de Verveine citronnée contient des terpènes (limonène et caryophyllène), ainsi que des terpénols (citronnellol, cinéole, terpinéol et géraniol).

Pathologies

- Cholestérol

Elle fait baisser le taux de cholestérol, peut-être en raison de son action sur la thyroïde et le pancréas.

Propriétés physiques connues

- Anti-inflammatoire

L'huile essentielle de Verveine citronnée fait baisser la fièvre et apaise les inflammations digestives telles que les colites et les inflammations de la vésicule biliaire. Elle agit également en cas de rhumatismes associés à des troubles digestifs.

- Antiseptique

Elle agit sur les germes, tels les staphylocoques par exemple, un peu comme la Citronnelle.

- Tonique glandulaire

L'huile essentielle de Verveine citronnée est un tonique des glandes endocrines, notamment de la thyroïde et des ovaires. Elle agit également positivement sur la fonction du pancréas.

- Tonique nerveux

Elle tonifie les nerfs et est utile en cas de fatigue, de dépression et de stress.

Propriétés psychiques

L'huile essentielle de Verveine citronnée est un bon tonique nerveux et un équilibrant psychique. Elle stimule les fonctions d'idéation, de concentration, et aide à lutter contre la somnolence nerveuse, l'apathie, l'indifférence et le ralentissement des fonctions intellectuelles. Tout en stabilisant les excès nerveux, elle augmente le potentiel énergétique, et lutte contre la dépression.

Modalités d'utilisation

En cas d'inflammations digestives, cette huile peut être utilisée en massage sur le ventre, diluée à 5 % dans de l'huile d'Olive.

Pour tonifier les nerfs, on peut utiliser cette huile en bains, diluée à 10 % dans un dispersant, à raison d'1 à 2 cuillères à café de ce mélange par bain.

Pour stimuler les glandes endocrines, notamment la thyroïde, on peut prendre par voie orale 1 à 2 gouttes d'huile essentielle tous les matins.

Il est également possible de l'utiliser en brumisation dans l'atmosphère pour éloigner les insectes ou parfumer une pièce.

Pour désinfecter les locaux, en verser quelques gouttes dans un bol d'eau chaude ou un brumisateur.

Toxicité

Il n'y a pas de toxicité aux doses médicinales.

Vétiver

(*Vetiveria zizanoïdes stapf.*)

Description

Le Vétiver (parfois écrit Vétyver), ou «Chiendent des Indes», est une herbe haute qui ressemble à la Citronnelle et au Lemongrass. L'huile essentielle est extraite de la racine. Elle a une odeur suave et tenace utilisée en usage domestique pour éloigner les insectes. En parfumerie, elle est associée au Santal, à l'Ylang-Ylang et à la Rose.

Principaux constituants

L'huile essentielle de Vétiver contient du vétivène, du vétivénol, ainsi que divers autres terpénoïdes propres à cette essence.

Propriétés physiques connues

- Tonique circulatoire

Cette huile tonifie aussi bien la circulation artérielle que la circulation veineuse. Elle est recommandée en cas d'artérite.

- Tonique glandulaire

L'huile essentielle de Vétiver est un tonique des glandes endocrines, notamment des glandes digestives, comme le pancréas et le foie. Elle stimule également les ovaires, provoque la venue des règles et régularise les cycles menstruels.

• Tonique immunitaire

Cette huile stimule l'immunité et favorise l'action du thymus en cas de maladies infectieuses.

Propriétés psychiques

L'huile essentielle de Vétiver est tonique : elle stimule la volonté, redonne du courage, et renforce le caractère. En tonifiant la circulation, elle augmente l'énergie disponible, ce qui amplifie le rayonnement psychique et spirituel.

Modalités d'utilisation

Pour stimuler la circulation, elle peut être utilisée en massages, diluée à 5 % dans de l'huile d'Olive.

Pour tonifier, on peut l'utiliser en bains, diluée à 10 % dans un dispersant, à raison d'1 ou 2 cuillères à café de ce mélange pour un bain.

L'huile essentielle de Vétiver est peu utilisée par voie orale, sauf en cas d'insuffisance glandulaire digestive ou endocrinienne, et uniquement selon l'avis du médecin.

Pour éloigner les insectes ou créer une ambiance agréable, en verser quelques gouttes dans un bol d'eau chaude ou un brumisateur.

Toxicité

Il n'y a pas de toxicité aux doses médicinales.

Ylang-Ylang

(*Cananga odorata Baill.*)

Description

L'Ylang-Ylang est un arbre originaire d'Extrême-Orient cultivé à l'île de la Réunion. Autrefois, on en faisait une huile dont on se frictionnait le corps pour se prémunir contre les fièvres. Ses fleurs donnent une huile essentielle dont l'odeur suave est utilisée en parfumerie et en cosmétologie.

Principaux constituants

L'huile essentielle d'Ylang-Ylang renferme du linalol, du farnésol, du crésol, de l'eugénol, du géraniol, et du benzoate de benzyle.

Pathologies

- Fatigue nerveuse

L'huile essentielle d'Ylang-Ylang calme et apaise les nerfs, tout en économisant l'énergie nerveuse et en tonifiant.

Propriétés physiques connues

- Antiseptique intestinal

Cette huile essentielle aurait une action sur les parasites intestinaux.

• Calmant

L'huile essentielle d'Ylang-Ylang est un calmant nerveux agissant sur le plexus cardio-respiratoire. Elle soigne les palpitations, la tachycardie et les troubles respiratoires.

• Hypotenseur

Elle diminue la tension par son action antispasmodique.

Propriétés psychiques

L'huile essentielle d'Ylang-Ylang agit sur le plexus cardiaque : elle apaise le cœur, et soulage les maux et les peines de nature psychique. Elle diminue le stress lorsque celui-ci agit aux niveaux cardiaque et respiratoire, et lorsqu'il s'accompagne de soupirs. Cette huile aide à lutter contre la tristesse et la morosité en procurant un sentiment de paix et d'amour profond.

Sur le plan thérapeutique, elle donne d'excellents résultats en cas de nervosité et de troubles psychiques chez les enfants atteints d'eczéma.

Modalités d'utilisation

Il est possible de reconstituer des parfums à base d'Ylang-Ylang en mélangeant quelques gouttes de cette huile essentielle avec de l'alcool.

Pour faire des onctions cutanées, mettre de l'huile essentielle diluée de 5 à 10 % dans de l'huile d'Amande douce. On peut également utiliser ce mélange dans des bains.

Pour revitaliser le cuir chevelu, faire des frictions après les shampooings avec le mélange suivant : huile essentielle diluée à 1 % dans des teintures de Buis, d'Ortie blanche et de Capucine.

Pour calmer la tension nerveuse, faire des inhalations ou respirer simplement l'huile essentielle dans son flacon.

On peut associer cette huile à celle de Lavande officinale.

Il est possible d'en prendre jusqu'à 6 gouttes par jour pour ses vertus curatives.

Toxicité

Il n'y a pas de toxicité aux dose médicinales.

Toxicité des huiles essentielles

Un certain nombre d'huiles essentielles sont réglementées, et étant potentiellement dangereuses, elles ne peuvent être vendues en dehors des pharmacies ou autrement que sur prescription médicale. La liste suivante indiquant les risques liés à leur utilisation n'est pas limitative ; il existe en effet de nombreuses huiles essentielles non répertoriées provenant en particulier des pays tropicaux, et susceptibles de provoquer des intoxications graves.

Absinthe (*Artemisia absinthium*). À forte dose (5 cc) ou en dose prolongée, cette huile est abortive et neurotoxique.

Aneth (*Anethum graveolens*). À forte dose (5 cc), c'est un poison nerveux qui provoque un état d'excitation suivi de paralysie, puis de coma.

Anis vert (*Pimpinella anisum*). À forte dose (5 cc), c'est un poison nerveux qui favorise les risques d'ivresse, de convulsions nerveuses suivies de somnolence, de paralysie musculaire et de coma. Au-delà de 6 gouttes par jour, cette huile peut produire un état de somnolence et d'ébriété, puis un effet stupéfiant.

Armoise (*Artemisia vulgaris*). À forte dose (5 cc) ou en dose prolongée, cette huile est abortive.

Badiane (*Illicium verum*). À forte dose (5 cc), c'est un poison nerveux qui favorise les risques d'ivresse, de convulsions nerveuses suivies de somnolence, de paralysie musculaire et de coma. Au-delà de 6 gouttes par jour, cette huile peut produire un état de somnolence et d'ébriété, puis un effet stupéfiant. En utilisation prolongée, même à faible dose, il y a des risques de dégénérescences cancéreuses.

Bornéol (*Dryobalanops camphora D.*). Étant hypertensive, cette huile est interdite chez les sujets sanguins. À forte dose (5 cc), elle favorise les risques de vertiges, d'obnubilation, de confusion mentale, puis de convulsions.

Cajeput (*Melaleuca cajeputi*). À forte dose (5 cc), cette huile est toxique pour les reins.

Camphre (*Camphora officinarum*). Étant hypertensive, cette huile est interdite chez les sujets sanguins. À forte dose (5 cc), elle favorise les risques de vertiges, d'obnubilation, de confusion mentale, de convulsions ou d'épilepsie, puis de coma.

Cannelle (*Cinnaomum verum*). Il faut utiliser cette huile diluée, car elle est corrosive pour la peau et les muqueuses. À forte dose (5 cc), elle peut provoquer des risques de convulsions.

Cèdre (*Cedrus atlantica*). Cette huile est corrosive pour les muqueuses et peut provoquer des brûlures d'estomac avec nausées, une soif intense et des vomissements.

Chénopode (*Chenopodium ambrodioides*). C'est une des huiles les plus toxiques, même à faible dose. Audelà de 20 gouttes, elle peut provoquer une dépression cardiaque avec vertiges, troubles visuels, surdité, troubles de la marche, incoordination des mouvements, coma et mort par arrêt cardiaque.

Coriandre (*Coriandrum sativum*). À forte dose (5 cc), cette huile provoque des sensations d'ivresse, puis d'excitation, suivies de dépression, pouvant aller jusqu'à la prostration.

Eucalyptus (*Eucalyptus globulus*). À forte dose (3 cc), cette huile provoque de l'hypotension et une sensation d'ivresse. À plus forte dose (10 cc), elle favorise les risques de convulsions et d'état de choc mortel par dépression respiratoire.

Fenouil (*Fœniculum vulgare*). À forte dose (5 cc), c'est un poison nerveux qui provoque un état d'excitation suivi de paralysie, puis de coma.

Genièvre (*Juniperus communis*). C'est une huile irritante qui, à forte dose (5 cc), devient narcotique et toxique pour les reins.

Hysope (*Hyssopus officinalis*). Cette huile est toxique au-delà de 2 cc et peut provoquer des crises d'épilepsie suivies d'un coma avec paralysie respiratoire. Elle est contre-indiquée chez les personnes nerveuses et les épileptiques.

Marjolaine (*Origanum majorana*). À très forte dose (10 cc), cette huile devient narcotique et stupéfiante. Elle peut provoquer de l'hébétude et des obnubilations.

Niaouli (*Melaleuca viridiflora*). À forte dose (5 cc), elle provoque une sensation d'ivresse et de vertiges, avec des risques de convulsions et d'état de choc avec dépression.

Origan (*Origanum vulgare*). Cette huile est corrosive et irritante en usage externe, et convulsivante à très forte dose (10 cc).

Romarin camphré (*Rosmarinus camphora*). À forte dose (5 cc), cette huile provoque une toxicité hépatique et nerveuse avec risques de convulsions suivies de coma avec dépression.

Sarriette (*Satureia montana*). Étant dermocaustique, cette huile est toxique pour la peau. Il faut donc éviter de l'employer trop souvent en massages.

Sassafras (*Sassafras officinalis*). Cette huile est abortive. À forte dose (5 cc), elle peut provoquer des spasmes musculaires et des paralysies.

Sauge (*Salvia officinalis* ou *Salvia sclarea*). À forte dose (5 cc), c'est un toxique nerveux qui provoque des risques de convulsions, suivies de paralysies réflexes avec risque d'asphyxie.

Térébenthines. Elles sont irritantes pour les voies urinaires et bronchiques. À forte dose (3 cc), elles peuvent entraîner des crises d'asthme et des lésions des reins.

Thuya. Même à faible dose, cette huile est corrosive par voie externe, et neurotoxique par voie interne. Elle peut entraîner des convulsions et des spasmes digestifs avec de la diarrhée.

Résumé de quelques indications thérapeutiques

Ce résumé regroupe quelques-unes des applications thérapeutiques des huiles essentielles. À elles seules, ces dernières ne peuvent pas guérir les maladies citées dans la liste suivante, mais elles peuvent en améliorer l'évolution en complément des thérapies classiques. Leurs molécules ont des effets symptomatiques particuliers, ce qui permet de les utiliser avec l'accord d'un médecin ou sur sa prescription.

Il faut toujours connaître ce que l'on a avant d'utiliser un médicament, fut-il le plus naturel, car même dans la nature, tout n'est pas sans danger. Pour être sûr de ce dont on souffre, le mieux est de solliciter le diagnostic d'un médecin. Nous rappelons que cette liste n'est pas une indication pour des soins.

Abcès. En usage externe.
- Pour désinfecter l'abcès : Copahu, Serpolet.
- Pour faire mûrir l'abcès : Galbanum, Oignon.
- Pour cicatriser l'abcès : Lavande officinale.

Abcès dentaire. Basilic à eugénol, Bay, Myrrhe.

Accouchement. En frictions externes avec les huiles diluées de Bay, Céleri, Girofle, Muscade, Palmarosa, qui sont des toniques utérins.

Acné. Bois de rose, Géranium, Myrte à cinéole, Palmarosa, Ravensare aromatique, Thym à géraniol.

Acné rosacée. Oranger petit grain.

Aérogastrie. Coriandre.

Aérophagie. Cardamone, Marjolaine, Orange amère.

Allergie. Camomille, Matricaire.

Allergie digestive. Marjolaine.

Amibiase. Bay, Cannelle, Carvi, Girofle.

Anesthésiant. En usage externe : Menthe des champs.

Angine. Avec du miel : Basilic à eugénol, Basilic à thymol, Thym d'Espagne.

Angiomes. En usage local : Thuya.

Angionécrose. En usage local : Élémi.

Angor. Ammi, Estragon, Gaulthérie.

Ankylostomes. Basilic à eugénol.

Antalgique. Menthe des champs.

Antiacariens. En brumisation : Citron, Lavande, Thym à thymol.

Anxiété. Marjolaine, Orange amère.

Aoûtats. Citronnelle, Girofle, Lavande.

Aphtes. Orange douce zeste, Sauge.

Artériosclérose. En usage externe : Cèdre.

Artérite. Ammi, Bouleau jaune, Cannelle, Citron, Gaulthérie, Vétiver.

Arthrite. En usage externe : Bay, Bouleau jaune.

Arthrose. Eucalyptus citronné.

Ascaris. Bergamote, Sarriette.

Asthénie. Cannelle, Sauge officinale.

Asthme. Hysope, Marjolaine, Pétasites, Sauge officinale.

Bouffées de chaleur. Galbanum.

Bronchite. Citronnelle, Encens, Eucalyptus globuleux, Eucalyptus officinal, Myrte à cinéole, Origan, Pin sylvestre, Thym d'Espagne.

- Comme expectorant : Mélèze.
- Comme mucolytique : Carvi, Menthe verte, Romarin officinal.
- Pour augmenter les sécrétions antiseptiques : Eucalyptus globuleux, Térébinthe.

Candida albicans. Mélaleuque, Niaouli, Sarriette, Thym à géraniol, Thym à linalol.

Candidose digestive. Bay, Mélaleuque, Sarriette, Thym à linalol.

Cellulite. Cèdre.

Céphalée. Bouleau jaune, Gaulthérie.

Céphalée grippale. Serpolet.

Chéloïde. Hélichryse.

Cheveux (chute). En usage externe : Bay, Myrte à cinéole, Romarin camphré, Thym à thymol.

Cheveux gras. Bergamote, Camphre.

Chlamidiæ. Thym à thuyanol.

Chlorose (insuffisance gastrique). Coriandre.

Choc cardio-vasculaire. En usage externe : Basilic camphré, Bornéol, Camphre, Romarin camphré.

Choléra. Bay.

Cholestérol. Verveine citronnée.

Cicatrisant. Bergamote, Bois de rose, Ciste, Géranium, Lavande officinale, Lavande stoechas, Myrrhe, Niaouli, Ravensare aromatique.

Circulation cérébrale. Mélaleuque.

Coagulation interne (disséminée du sang). Niaouli.

Colibacille. Lemongrass, Pin sylvestre, Santal, Sarriette.

Colique. Ammi, Estragon, Lavande, Menthe poivrée.

Colique hépatique. Ammi, Estragon.

Colique néphrétique. Ammi, Estragon, Lavandin.

Colite. Basilic européen, Camomille, Estragon, Oignon, Verveine citronnée.

Condylome. Sabine, Thuya.

Congestion. Oignon.

Congestion de l'utérus. Oignon, Santal.

Congestion veineuse du bas-ventre. Cyprès, Oignon, Santal.

Constipation par atonie. Carvi, Menthe poivrée, Menthe verte, Orange douce zeste.

Contractures musculaires. Bornéol, Camphre, Estragon, Gaulthérie, Lavandin, Romarin camphré.

- Avant le sport : Gaulthérie, Romarin camphré (en usage externe).
- Après le sport : Romarin camphré, Romarin officinal (en usage externe).

Contrepoison. Sassafras.

Coronarite. En usage externe : Gaulthérie.

Coup. En usage externe : Gaulthérie, Hélichryse, Hysope.

Coup de chaleur. Menthe pouliot.

Courbatures. En usage externe : Cajeput, Cannelle, Thym à thuyanol.

Courbatures grippales. En usage externe : Serpolet.

Crampes d'estomac. Coriandre.

Crampes musculaires. Romarin camphré.

Croûtes nasales. Menthe des champs.

Cystalgie. Coriandre.

Cystite. Cyprès, Matricaire, Myrte à cinéole, Santal.
- Comme diurétique désinfectant : Mélèze.

Décalage horaire. Palmarosa.

Dent (anesthésiant). Bay, Girofle.
- Désinfectant pulpaire : Bay.
- Rage de dent : Camomille.

Dépression. Bergamote, Hysope, Mélisse, Verveine citronnée.

Dépuratif. Genévrier.

Dermatophytes. En usage externe : Sauge sclarée.

Dermite séborrhéique. Genévrier, Mélaleuque, Myrte, Patchouli.

Dermite de stase (variqueuse). Patchouli.

Diabète. Vétiver.

Diarrhée. Basilic.

Digestion
- Plantes carminatives : Aneth, Anis, Cardamone, Carvi, Coriandre, Cumin, Fenouil.
- Plantes tonifiantes : Menthe des champs, Menthe pouliot.

Diurétique. Céleri, Lavande officinale, Oignon.

Douleurs musculaires. En usage externe : Anis, Bouleau jaune, Gaulthérie, Girofle.

Douleurs spasmodiques. Sapin de Sibérie.

Drainage. Céleri.

Dupuytren. Hélichryse.

Dysenterie amibienne. Bay.

Dysménorrhée
- En usage externe sur le bas-ventre : Ravensare anisé.
- En usage interne : Matricaire, Oignon.

Eczémas
- Eczéma fissuré : Patchouli.
- Eczéma infecté : Bois de rose, Copahu, Eucalyptus officinal, Lavande stoechas, Matricaire (en usage externe).
- En usage externe : Camomille, Carotte, Gaulthérie, Genévrier, Lavande stoechas, Patchouli, Pétasites.
- En usage interne : Citronnelle, Eucalyptus citronné, Eucalyptus officinal, Gingembre.
- Pour calmer les nerfs : Ylang-Ylang (en usage externe).

Eczéma variqueux. Patchouli.

Embolie. Bouleau jaune, Gaulthérie, Hélicryse.

Emménagogue. Matricaire, Vétiver.

Entérocoque. Niaouli, Sarriette, Thym à géraniol.

Épicondylite. Bouleau jaune, Gaulthérie.

Épilepsie. Marjolaine.

Épithélioma. Carotte.

Éréthisme cardiaque. Carvi, Lavande officinale, Néroli.

Escarres. Ciste, Élémi.

Estomac
- Spasmes : Coriandre.
- Stimulant : Coriandre, Gingembre, Menthe des champs, Menthe poivrée.

Estomac (crampes)
- Insuffisance : Coriandre, Galbanum.
- Insuffisance aérogastrique et aérogastrie : Cardamone.

Excitant. Menthe des champs.

Excitation (pour calmer). Galbanum, Ylang-Ylang.

Expectorant. Lavande aspic.

Fatigue. Mélaleuque, Menthe pouliot, Serpolet.

Fièvre. Camomille, Lemongrass, Menthe pouliot, Orange amère, Sassafras.

Fièvre jaune. Menthe poivrée.

Fissures annales. Géranium, Lavande officinale, Patchouli.

Flatulences. Cardamone, Sauge.

Fluidifiant biliaire. Menthe verte.

Fluidifiant sanguin. Bouleau jaune, Citron, Orange amère.

Flush d'origine gastrique. Galbanum.

Foie
- Excrétion biliaire : Lemongrass.
- Tonique détoxicant hépatique : Romarin officinal.

Furoncle. Copahu, Galbanum, Serpolet.

Gale. Sarriette, Sassafras, Ylang-Ylang.

Gangrène. Lavande stoechas, Myrrhe.

Gastrite. Géranium, Gingembre.

Gastro-entérite virale. Basilic, Myrrhe.

Gingivite. Eucalyptus officinal, Géranium, Myrrhe, Orange douce zeste, Sauge.

Goutte. Céleri, Citron, Sassafras.

Grippe. Basilic exotique, Cannelle, Citron, Lemongrass, Origan, Ravensare aromatique, Serpolet, Thym à thuyanol.

Hématome. En usage externe : Hélichryse, Hysope.

Hémorragie digestive. Ciste.

Hémorroïdes. Cyprès, Myrte à myrténal, Patchouli.
- Usage externe : Sauge sclarée.

Hépatite virale. Basilic exotique.

Hernie hiatale. Acore, Géranium.

Herpès. Matricaire, Ravensare aromatique.

Hoquet. En usage externe : Anis.

Hyperidéation. Néroli.

Hyperœstrogénie. Myrrhe.

Hyperpigmentation : En usage externe : Céleri.

Hypertension. Mélisse, Lavande officinale, Lavandin, Marjolaine, Pétasites, Ylang-Ylang.

Hyperthyroïdie. Marjolaine, Mélisse, Myrrhe, Myrte à cinéole.

Hypnotique. Néroli.

Hypophyse (excès). Marjolaine, Mélisse.

Hypotension
- En usage externe : Carotte, Menthe des champs, Menthe poivrée, Romarin camphré, Sauge officinale.
- En usage interne : Sarriette.

Hypothyroïdie. Verveine citronnée.

Immunité (stimulant). Mélaleuque, Niaouli, Origan, Vétiver.

Impétigo. Bois de rose, Eucalyptus globuleux, Serpolet.

Indigestion. Estragon.

Infection. Cannelle, Niaouli, Origan, Serpolet, Thym à thymol.

Infection intestinale. Sarriette, Térébinthe.

Infection urinaire. Pin sylvestre, Sarriette, Serpolet, Térébinthe.

Infection vaginale. Cubèbe.

Inflammation. Citronnelle, Eucalyptus citronné, Verveine citronnée.

Insomnie. Bergamote, Lavande officinale, Néroli, Orange.

Insuffisance biliaire. Carvi, Citron, Lemongrass.

Insuffisance endocrinienne. Vétiver.

Insuffisance gastrique. Coriandre, Gingembre.

Insuffisance lymphatique. Citron, Cyprès, Pin sylvestre.

Insuffisance ovarienne. En usage externe : Menthe pouliot, Sauge sclarée.

Insuffisance surrénale. Sarriette.

Insuffisance veineuse. Cyprès, Myrte à myrténal.

Intestins
- Régulateur du transit : Lemongrass.
- Stimulation des sécrétions : Sarriette.

Jambes lourdes. En massage plantaire : Sauge sclarée.

Kératose. En usage local : Ail, Thuya.

Klebsielle. Sauge.

Kyste. Lavande.

Lambliase. Basilic à eugénol.

Lèpre. Origan.

Leucorrhée. Cubèbe.

Lichen. Santal.

Lithiase urique. Sassafras.

Lumbago. Gaulthérie, Serpolet.

Lupus. Sarriette, Thym.

Mal perforant plantaire. Encens.

Maladie auto-immune. Sarriette, Thym.

Maladie virale. Ciste.

Malaise (par hypotension). Menthe poivrée.

Masque de grossesse. En usage externe : Céleri.

Mauvaise haleine. Menthe poivrée.

Mélancolie. Orange.

Méningite. Menthe des champs.

Méningite virale. Basilic.

Méningocoque. Sauge.

Ménopause (œstrogénique). En usage externe : Sauge sclarée.

Migraine digestive. Mélisse, Menthe poivrée, Menthe pouliot.

Mononucléose infectieuse. Ravensare aromatique.

Morsure de serpent. Gaulthérie, Sassafras.

Moustiques (produits répulsifs). Citronnelle, Eucalyptus globuleux, Lemongrass, Vétiver.

Mycose cutanée. Cajeput, Citronnelle, Mélaleuque, Palmarosa, Sauge.
- En usage externe : Cèdre, Santoline, Sauge sclarée.

Nausées. Acore, Menthe pouliot.

Nervosité. Carvi, Lavande officinale, Néroli, Orange, Ylang-Ylang.

Neurasthénie. Mélisse.

Nez (fétidité). Menthe des champs.

Œdème aigu des poumons. En usage externe : Camphre.

Œdème des chevilles. Pin sylvestre.

Otite. En inhalation : Thym d'Espagne.

Ovaires (insuffisance). Menthe pouliot.

Overdose (antidote). Sassafras.

Oxyures. Ail, Bergamote, Cédrat, Citron, Sarriette.
- En usage externe au niveau du nombril : Santoline.

Palpitations. Cardamone, Lavande, Marjolaine, Mélisse, Néroli.

Paludisme. Cannelle, Lemongrass.

Pancréas (insuffisance). Verveine citronnée.

Pancréatite
- En usage externe : Gaulthérie.
- En usage interne : Camomille.

Peau (astringent, cicatrisant, tonique). Rose.

Pellicules. Cèdre.

Périarthrite. Hélichryse.

Perlèche. Mélaleuque.

Phlébite. Bouleau jaune, Gaulthérie, Hélichryse, Niaouli.

Photobronzant. Bergamote.

Plaie. Lavande, Sauge.

Plaie atone. Ciste, Copahu, Élémi, Géranium.

Pleurésie. Origan.

Pneumonie. Ail, Mélèze, Origan, Pin, Sapin de Sibérie, Térébinthe.

Polyarthrite rhumatoïde. Sarriette, Thym.

Polype. En usage externe : Thuya.

Polype nasal. En inhalation : Anis.

Poux. Géranium, Lemongrass, Origan, Sassafras.

Prostatite. Cyprès, Myrte à cinéole, Oignon, Santal.

Prurit. Santal, Ylang-Ylang.

Pseudomonas. Lavande stoechas.

Psoriasis. Genévrier, Origan.

Puces (répulsif). Menthe pouliot.

Pyocianique. Sassafras.

Rafraîchissant. Menthe des champs.

Rectocolite hémorragique. Ciste.

Refroidissement. Marjolaine, Origan.

Règles (emménagogue). Cannelle.

Répulsif. Citronnelle, Eucalyptus globuleux, Lemongrass, Menthe pouliot.

Rhinite allergique
- Inhalation : Anis, Hysope, Marjolaine, Matricaire.
- Prise orale : Oignon.

Rhinite atrophique. Menthe.

Rhinite infectieuse. Sapin baumier.

Rhinovirose. Myrrhe, Thym à thuyanol.

Rhumatismes. En usage externe : Mélèze, Pin sylvestre.

Rhumatismes articulaires aigus. Sarriette, Thym.

Rides. Bois de rose.

Sciatique. En usage externe : Menthe poivrée, Ravensare anisé, Romarin camphré, Serpolet.

Sclérodermie. En usage externe : Hélichryse.

Sclérose du derme. En usage externe : Hélichryse.

Sclérose en plaque. Ciste.

Septicémie. Niaouli.

Sinusite. Bois de rose, Eucalyptus globuleux, Eucalyptus officinal, Lavande stoechas.
- Éliminateur des sécrétions : Sapin baumier, Thym d'Espagne.
- Fluidifiant sinusien : Menthe verte, Romarin officinal, Thym d'Espagne.

Sinusite allergique. Marjolaine, Origan.

Spasmes. Estragon, Lavandin super, Romarin camphré, Sapin de Sibérie.

Spasmes cardiaques. Oranger petit grain.

Spasmes coronaires. Estragon, Gaulthérie.

Spasmes digestifs. En usage externe : Cédrat, Estragon, Néroli, Orange douce zeste, Santoline.

Spasmes gastriques. Galbanum.

Sport (tonique musculaire). Palmarosa.

Staphylocoque blanc. Oranger petit grain, Thym à géraniol.

Staphylocoque doré. Eucalyptus globuleux ou officinal, Girofle, Menthe des champs, Niaouli, Origan, Patchouli, Thym à thuyanol, Thym à thymol.

Stérilité. Sauge sclarée.

Stimulant. Palmarosa.

Streptocoque. Niaouli, Patchouli, Serpolet, Thym à thuyanol, Thym à thymol.

Stress. Marjolaine.

Sudation
- Hypersudation : Sauge officinale.
- Hyposudation : Cajeput.

Tendinite. Bouleau jaune, Gaulthérie, Serpolet.

Tension musculaire. Lavandin.

Tension nerveuse. Lavandin, Néroli, Ylang-Ylang.

Thyroïdite. En usage externe et interne : Thym Sarriette.

Tonicardiaque. Bornéol, Camphre, Palmarosa, Sassafras.

Tonique. Bay, Cajeput, Cannelle, Lavande aspic, Mélèze, Menthe poivrée, Origan, Sauge officinale, Thym à géraniol, Thym à thymol.

Tonique de la peau. En usage externe : Orange douce zeste, Verveine citronnée.

Torticolis. Estragon, Lavandin, Romarin camphré, Serpolet.

Toux. Cyprès, Origan.

Trachéite. Eucalyptus officinal, Sapin baumier.

Tranquillisant. Néroli.

Trichophytum. En usage externe : Sauge sclarée.

Typhoïde. Coriandre.

Ulcère infecté. Myrrhe.

Ulcère de jambe. Carotte, Élémi, Encens, Galbanum, Sauge.

Ulcère saignant. Ciste.

Ulcère variqueux. Patchouli.

Urétrite. Bay, Copahu, Cubèbe.

Vaginite. Thym à géraniol.

Varices. Cèdre, Cyprès, Myrte à myrténal, Patchouli.

Venins (contrepoison). Sassafras.

Verrues. En usage local : Ail, Citron, Lavande aspic, Thuya, Thym à thymol.

Vésicule biliaire (insuffisance biliaire). Carvi, Citron.

Virose respiratoire. Hysope, Lavande aspic, Menthe pouliot, Origan, Ravensare aromatique, Thym à géraniol.

Virus. Serpolet, Thym à thuyanol, Thym à thymol.

Visage. Camomille, Orange, Rose.

Vomissements. Acore, Menthe pouliot.

Zona. Menthe poivrée, Ravensare aromatique.

Quelques formules à base d'huiles essentielles

Voici, à titre d'exemple, quelques formules thérapeutiques anciennes et différents mélanges utilisant les propriétés physiques et psychiques des huiles essentielles.

Formule dérivée du Saint Chrême des Hébreux

Utilisée pour les cérémonies sacrées de l'Arche d'alliance.

- Huile essentielle d'Acore et de Cannelle aa 1,5 cc.
- Huile essentielle d'Encens et de Myrrhe aa 3 cc.

À diluer de 1 à 3 %, soit dans de l'huile d'Olive, soit dans de l'alcool pur.

Formule dérivée du Vinaigre des Quatre Voleurs

Ce vinaigre était employé pour se préserver des épidémies, notamment de la peste. On s'en frictionnait les mains et on en brûlait dans les locaux contaminés. Aujourd'hui, il peut être utilisé avec un brumisateur.

- Ail, Calamus, Cannelle, Girofle, Muscade aa 0,5 cc.
- Camphre 1 cc
- Lavande, Menthe, Romarin, Sauge aa 2 cc.
- Vinaigre 125 cc

Quelques usages particuliers de l'huile essentielle de Rose

• Avec les Roses rouges

La Rose rouge est tonique, astringente, et anti-hémorragique.

Le miel rosat est obtenu par cuisson de pétales de Roses rouges dans du miel. Il est réputé pour soigner les maux de gorge, les aphtes, les problèmes de gencives, les troubles intestinaux infectieux, ainsi que la dysenterie. Il doit être pris quotidiennement et peut servir à sucrer diverses infusions.

Voici un procédé de fabrication du miel rosat, appelé aussi «mellite de Rose rouge» : faire infuser au bain-marie 100 g de pétales de Roses rouges dilués dans 400 ml d'eau de pluie. Faire réduire au quart. Incorporer aux 100 ml ainsi obtenus, 500 g de miel. Le résultat est un liquide sirupeux de couleur rouge, à l'odeur de Rose, dans lequel on peut ajouter quelques gouttes d'huile essentielle de Rose.

L'huile de Rose se prépare par macération solaire de pétales de Roses rouges dans de l'huile d'Olive. Elle est recommandée en cas d'acné ou d'eczéma, et peut également être utilisée pour tout type de peau car elle est tonifiante et aide à cicatriser et à désinfecter les plaies, les fissures et les ulcères. On peut y ajouter 1 % d'huile essentielle de Rose.

La conserve de Rose, ou confiture de Rose, se prépare avec des pétales réduits en pulpe, cuits dans de l'eau distillée de Rose ou de l'eau de pluie, du miel, du jus de Citron et d'Orange. On peut y ajouter 1 % d'un mélange d'huile essentielle de Bay, de Citron, de

Girofle, d'Orange et de Rose. Cette préparation était vantée par les médecins arabes du Moyen Âge pour les maladies des poumons. Avicenne en faisait grand cas et on lui attribuait la vertu de guérir la tuberculose, à condition d'en manger longtemps et en très grande quantité. Cette conserve de Rose fut utilisée pendant tout le Moyen Âge et jusqu'au début du siècle. Elle figure dans des traités très officiels de la pharmacopée, tel le codex de pharmacie.

Le vinaigre rosat est obtenu comme l'huile rosat par macération solaire de pétales de Roses rouges dans du vinaigre. Il servait à traiter les maladies du foie et de la peau. Il est actuellement peu utilisé.

Le suc de Rose rouge était employé au Moyen Âge pour soigner la lèpre et les infections nasales.

Un bain avec des pétales de Roses rouges frais est très tonique et revigorant. On peut se frictionner le corps avec les pétales pour fortifier la peau.

• Avec les Roses blanches

A l'inverse de la Rose rouge, la Rose blanche est émolliente. Les émollients sont des substances qui, à l'inverse des toniques, relâchent les tissus. Ainsi la Rose pâle, ou Rose blanche, exerce une action anti-inflammatoire et légèrement laxative, que l'on peut rapprocher de celle de la Mauve. Cependant, l'action en est si douce qu'elle passe souvent inaperçue.

La préparation la plus réputée est **le sirop de Rose pâle**. Il se prépare comme un sirop ou un miel rosat, mais avec des Roses pâles. On peut y ajouter 1 % d'huile essentielle de Néroli et de Rose.

Seule une médecine proche de Dieu et inspirée par Lui pourra aider l'humanité dans le futur. Les huiles essentielles font partie de ce que Dieu a un jour révélé à l'homme. Il est donc de notre devoir d'en préserver la transmission pour les générations futures.

Bibliographie

ALIBERT (J.-L.) : *Nouveaux éléments de thérapeutique et de matière médicale*, Grapart, Caille et Ravier Libraires, 1808.

BARDEAU (F.) et FESNEAU (M.) : *La médecine aromatique - propriétés et utilisations des huiles essentielles végétales*, Robert Laffont, 1976.

BELAICHE (P.) : *Traité de phytothérapie et d'aromathérapie*, Maloine, 1979.

BÉZANGER-BEAUQUESNE (L.), POINKAS (M.) et TORCK (M.) : *Les plantes dans la thérapeutique moderne*, Maloine, 1986.

BREINDL (E.) : *Les plantes d'Hildegarde de Bingen*, Dangles, 1994.

CELSE (A. C.) : *Traité de la médecine en huit livres*, (nouvelle traduction par Fouquier et Ratier), J.-B. Baillères, 1824.

DEBUIGNE (G.) et NOËL (J.) : *Guérir par les plantes*, UNIDE, 1973.

DECAUX (F.) : *Formulaire de phytothérapie*, Legrand et Bertrand, 1944.

DORVAULT (F. M. L.) : *Répertoire général de pharmacie pratique*, 1928.

DUPONT (P.) : *Phytothérapie et aromathérapie en dermatologie - Encyclopédie des médecines naturelles*, Éditions techniques, D 12 1993.

DUPONT (P.) : *Traitement de l'acné par les médecines naturelles - Bio-ordonnance* (2, 24-29), 1991.

DUPONT (P.) : *7 plantes pour votre santé*, Diffusion Traditionnelle, 1989.

DURVILLE (H.) : *Le brévaire de la santé*, H. Durville, 1923.

EBERHARDT (Ph.) : *Les plantes médicinales*, Lechevalier, 1927.

FRANCHOMME (P.) et PENOEL (D.) : *L'aromathérapie exactement*, Roger Jollois, 1990.

GIRRE (L.) : *Nouveau guide des vieux remèdes naturels*, Ouest France, 1985.

GIRRE (L.) : *Plantes aromatiques condimentaires et médicinales* (70, 11-19), Phytothérapie, 1982.

LOEPER (M.) et MICHEL (Ch.) : *Formulaire de thérapeutique et de pharmacologie*, Doin et Co, 1938.

JOUHANNEAU (D. G.) : *La médecine des plantes aromatiques*, Azalées, 1991.

JOUHANNEAU (D. G.) : *Phytothérapie des plantes de l'océan Indien*, Tramail, 1991.

KNEIPP (S.) : *La cure d'eau pour la guérison des maladies et la conservation de la santé*, Le Roux, 1892.

PARACELSE : *Œuvres médico-chimiques, Liber paramirum* (traduction de Grillot de Givry, 1912), Sébastiani, 1975.

PLATEARIUS : *Le livre des simples médecines* (traduit par Ghislaine Malandin, d'après le manuscrit 12322 de la Bibliothèque nationale de Paris), Ozalid, 1986.

PLINE L'ANCIEN : *La vertu des plantes* (traduit du latin par François Rosso), Arléa, 1995.

RICHAUD (A.) ET HAZARD (R.) : *Précis de thérapeutique et de pharmocologie*, Masson, 1943.

TETAU (M.) et BERGERET (C.) : *La phytothérapie rénovée*, Maloine, 1964.

VALNET (J.) : *Aromathérapie - Traitement des maladies par les essences des plantes*, Maloine, 1990.

WAGNER (A.), ENGOANG-NGUEMA (R.) et OEL (V.) : *Aspect des médecines traditionnelles du Gabon*, Éditions Universelles, 1986.

Table des matières

DU MÊME AUTEUR

DIFFUSION ROSICRUCIENNE

COLLECTION UNIVERSITÉ ROSE-CROIX INTERNATIONALE

– *Les glandes endocrines et notre santé*
– *Les oligo-éléments, équilibre vital*
– *Le stress et la découverte de soi*
– *Les vitamines, source de vie*

OUVRAGES DÉJÀ PARUS

DIFFUSION ROSICRUCIENNE

Collection Rose-Croix

– *Alchimie mentale,* par Ralph Maxwell Lewis
– *C'est à toi que je confie,* révisé par Sri Ramatherio
– *Les demeures de l'âme,* par Harvey Spencer Lewis
– *Le disciple et Shamballa,* par Raymund Andrea
– *Les doctrines secrètes de Jésus,* par Harvey Spencer Lewis
– *L'empoisonnement mental,* par Harvey Spencer Lewis
– *L'idéal éthique des Rose-Croix,* par Serge Toussaint
– *La maîtrise de soi et le destin, avec les cycles de la vie,* par Harvey Spencer Lewis
– *Messages d'une Initiée de la Rose-Croix,* par Jeanne Guesdon
– *Mystiques en prière,* compilé par Many Cihlar
– *L'Ontologie des Rose-Croix,* par Serge Toussaint
– *L'Ordre de la Rose-Croix A.M.O.R.C. en questions*
– *Le Sanctuaire Intérieur,* par Ralph Maxwell Lewis
– *Sous les auspices de la Rose-Croix, qu'il en soit ainsi !* par Christian Bernard
– *Symboles secrets des Rosicruciens des 16e et 17e siècles*
– *La technique du disciple,* par Raymund Andrea
– *La technique du Maître,* par Raymund Andrea
– *La Trilogie des Rose-Croix : Fama Fraternitatis - Confessio Fraternitatis - Noces Chymiques de Christian Rosenkreutz*
– *La vie mystique de Jésus,* par Harvey Spencer Lewis

Collection Martiniste

– *Ecce Homo,* par Louis-Claude de Saint-Martin
– *De l'esprit des choses* - Tome I, par Louis-Claude de Saint-Martin
– *De l'esprit des choses* - Tome II, par Louis-Claude de Saint-Martin
– *L'Homme-Dieu,* par Jean-Baptiste Willermoz
– *Le Ministère de l'Homme-Esprit,* par Louis-Claude de Saint-Martin
– *Le Nouvel Homme,* par Louis-Claude de Saint-Martin
– *Les Voies de la Sagesse,* par Louis-Claude de Saint-Martin
– *Saint-Martin, le Philosophe Inconnu,* par Matter
– *Traité sur la réintégration des êtres,* par Martines de Pasqually

Collection Université Rose-Croix Internationale

– *Entre Orient et Occident, quelle spiritualité ?* par Philippe Laurent
– *Les glandes endocrines et notre santé,* par le Dr Paul Dupont
– *L'héritage spirituel de l'ancienne Égypte,* par Christian Larré
– *Le karma,* par Thierry Guinot
– *Les mystères de la mort et de la réincarnation,* par Philippe Deschamps
– *Les oligo-éléments, équilibre vital,* par le Dr Paul Dupont
– *Propriétés physiques et psychiques des huiles essentielles,* par le Dr Paul Dupont
– *Le stress et la découverte de soi,* par le Dr Paul Dupont
– *L'univers des mantras,* par Thierry Guinot
– *Les vitamines, source de vie,* par le Dr Paul Dupont
– *La voie cathare,* par Bertran de La Farge

Collection Spiritualité, Arts et Sciences

– *Dieu est l'amour le plus pur. Ma prière, ma contemplation,* par Eckartshausen
– *Lettres à un disciple,* par R. A. Schwaller de Lubicz
– *Le Livre des Sages,* par Eliphas Lévi
– *Le massage intégral du bébé et de l'enfant,* par Ch. Colonna-Césari
– *Mysticisme,* par Evelyn Underhill
– *Les petits points bleus du Bon Dieu,* par Guy Bourhis
– *Les Portes de l'Avenir,* par Eliphas Lévi
– *Les Sciences Maudites,* sous la direction de F. Jollivet Castelot
– *Quetzalcóatl,* par Susana Caron